Dr. Günter Harnisch

Die Ölzieh-Therapie

Eine ungewöhnlich wirksame Naturheilmethode
zur Selbstbehandlung

Dr. Günter Harnisch

Die Ölzieh-Therapie

Eine ungewöhnlich
wirksame Naturheilmethode
zur Selbstbehandlung

Turm Verlag

ISBN 3-7999-0261-9
Copyright © 2000 by Turm Verlag, D-74321 Bietigheim
Alle Rechte vorbehalten, auch die des auszugsweisen Nachdrucks, der fotomechanischen Wiedergabe und der Einspeicherung in elektronischen Systemen.
Printed in Germany
Druck: Druck- und Verlagsgesellschaft Bietigheim mbH, 74321 Bietigheim.

INHALT

Kleine Ereignisse, die die Welt verändern 11
Erste Veröffentlichungen über das Ölziehen
und seine Heilwirkung 11
Die Botschaft von der heilenden Wirkung
des Ölziehens breitet sich aus 12
Eine einzige Begegnung mit einer Idee allein genügt
oft nicht: Wie dieses Buch entstand 13
Wer ist Dr. Karach? 13
Dr. Karachs Botschaft 14
Ölanwendung in den Klöstern Russlands 18
Die Ölanwendung in der Gesundheitsliteratur 19
Ölanwendungen in der Ayurveda-Medizin 21
   Ayurveda: das Wissen um ein langes Leben 22
   Mundspülungen mit Öl im Ayurveda 22
   Ayurveda-Empfehlungen für den Tagesablauf 23
Erste Forschungsergebnisse über Heilerfolge der Ölziehkur:
eine holländische Ärztin fragt nach 24
Ölziehen – Wie geht das? 27
Das verbrauchte Öl ist kein Sondermüll 29
Wie die Ölziehkur wirkt 29
   Entgiftung über die Mundschleimhaut 30
      Die Verdauung beginnt im Mund 30
      Die Mundschleimhaut erfüllt noch weitere Aufgaben ... 30
      Das Ölziehen regt die Drüsen im Mund an 31
      Die Fernwirkung beim Ölziehen 32
      Ein Erklärungsmodell aus der chinesischen Akupunk-
      turlehre 32
      Das Ölziehen bindet Krankheitserreger 33
      Nicht nur die Bakterien selbst richten Schaden an 34

Die richtige Schwingung heilt 34
Die Sichtweise der modernen Physik: Alles pulsiert,
alles ist Schwingung 35
Gesundheit besteht nicht im Einbau von Ersatzteilen ... 36
Gesundheit ist harmonisches Fließen der Lebens-
energie 36
Lebensenergie ist sichtbar und nachweisbar 37
Unser Denken beeinflußt unsere Lebensenergie 37
Was uns die Energie raubt 38
Lichtenergie tanken 38
Der Saug- und Lutschreflex: eine lebenswichtige
Errungenschaft 39

Heilende Vorstellungen verstärken die Wirkung
der Ölziehkur 40
Sich beim Ölziehen den Erfolg als Bild vorstellen 40
Spucken Sie Ihre Wut aus 41

Wann wirkt das Öl im Körper? 41

Warum die Zahl der Zivilisationskrankheiten so stark
zunimmt 42

Wenn die körpereigene Abwehr überfordert ist 42

Die Gewöhnung an Schadstoffe stößt an ihre Grenzen 43

Die typischen Zivilisationskrankheiten:
Entgiftungsprobleme 44
Bestimmte Krankheiten sind ein Versuch des Körpers,
sich von Schadstoffen zu befreien 44
Wenn der Körper den Kampf aufgibt 45

Symptome bekämpfen: Die Sichtweise der Schulmedizin 46

Die Augen verschließen ist wenig hilfreich 47

Die wichtigsten Ursachen für das ungewöhnlich
starke Zunehmen von Zivilisationskrankheiten 47
Medikamentengifte 48
Elektrosmog und andere Umweltbelastungen 48
Ernährungsgewohnheiten 49

Schwermetallbelastungen im Körper 49
  Gesundheitsstörungen durch Quecksilber 49
  Gesundheitsstörungen durch Cadmium 50
  Kunstdünger und Intensivbewirtschaftung der Äcker 51
  Trinkwasserbelastungen 51
  Mißbrauch von Genußmitteln 52
  Hektik beim Essen 52
  Streß und Reizüberflutung 52
  Fehlende Geborgenheit 53

Menschen mit pflanzlicher Ernährungsweise sind
weniger Schadstoffen ausgesetzt 53

Das Sympathische an der Ölziehkur:
Keine wirtschaftlichen Interessen sind im Spiel 55

Erstverschlimmerungen:
Anzeichen beginnender Entgiftung 55
  Alte Krankheitssymptome flackern manchmal
  wieder auf, ehe sie sich endgültig verabschieden 55
  Ruhe, Bewegung und viel Trinken 56
  Hausputz im Körper 56

Speiseöle, die sich besonders für die Ölziehkur eignen 57
  Sonnenblumenöl 57
  Olivenöl 58
  Distelöl 60
  Erdnußöl 60
  Kürbiskernöl 60
  Leinöl 61
  Maiskeimöl 61
  Nußöle 62
  Rapsöl 62
  Sesamöl 63
  Sojaöl 63
  Traubenkernöl 64
  Weizenkeimöl 64

So können Sie Öl mit einer besonderen Geschmacksnote
leicht selbst herstellen 65
   Die Grundlage für ein schmackhaftes Kräuteröl.......... 65
      Aromastoffe 65
      Zubereitung 65
   Knoblauchöl selbst herstellen......................... 66
      Die Zutaten 66
      Zubereitung 66
   Ihrer Fantasie sind keine Grenzen gesetzt 66
   Heilkräuterzusätze für Ihre Ölziehkur 66
   Öl mit Zitrone 67
Die unterschiedliche Heilwirkung der verschiedenen
Speiseöle: ein Überblick.............................. 68
Worauf Sie beim Einkaufen und beim Aufbewahren
des Öls für Ihre Ölziehkur achten sollten 70
Testen Sie selbst: Wie stark ist Ihre körpereigene Abwehr?... 71
Wie der Arzt feststellen kann, ob eine Immun-
abwehrschwäche vorliegt 75
   Die Blutwerte untersuchen 75
   Der Stempeltest 75
Können wir unsere körpereigene Abwehr selbst
beeinflussen? 76
Wie unser Immunsystem arbeitet 76
Wie Sie Ihr Immunsystem stärken können 77
Hilfen für die Immunabwehr: Stärken Sie Ihre
körpereigenen Killerzellen durch die richtige Ernährung 78
Fasten, um die Entgiftungswirkung der Ölziehkur
zu unterstützen 80
   Fasten heute 80
   Fasten in der Natur................................ 81
   Fasten bei Krankheiten 82
   Ziele des Fastens 82
   Begleiterscheinungen beim Fasten 83

Fasten und Meditation 83
Fasten konkret: eine Anleitung 84
Teilfasten 85
Heilungsbeispiele für eine erfolgreiche Anwendung
der Ölziehkur 87
Wenn der gewünschte Erfolg nicht eintritt 127
Rückmeldungen über Mißerfolge –
ihre wahrscheinlichen Ursachen 128

Stichwortverzeichnis 130

Literatur 135

Hinweise 136

Über den Autor 136

Anschriften 136

Sonnenblumenöl-Mundspülung gehört zu den einfachsten, preiswertesten und gleichzeitig wirksamsten Heilverfahren der Medizin. (...) In unserer Zeit, wo Diagnostik und Therapie immer teurer, fast unbezahlbar geworden sind, dürfen wir nicht achtlos an solchen Angeboten der Natur vorübergehen.

Dr. Veronica Carstens

Kleine Ereignisse, die die Welt verändern

Manchmal sind es scheinbar unbedeutende Ereignisse, die entscheidende Veränderungen in der Welt bewirken. Das gilt nicht nur in der großen Politik, sondern ebenso für das Gebiet des Heilens.

1991 hielt ein bei uns bis dahin völlig unbekannter russischer Arzt einen Vortrag auf dem Ärztekongreß des All-Ukrainischen Verbandes der Onkologen und Bakteriologen in der früheren UDSSR. Mit seinem Referat stellte Dr. Karach, so hieß dieser Arzt, in unserem Lande einiges an Gesundheitsverständnis auf den Kopf. Dabei sprach er nur über ein altes, harmloses Volksheilmittel aus seiner ukrainischen Heimat: das Ölziehen. Diese bei uns bis dahin vollkommen unbekannte Heilmethode empfahl er als bewährtes Mittel bei chronischen Blutkrankheiten, bei Störungen des Magens, der Lunge, der Leber, ebenso aber bei Nervenleiden und vielerlei anderen Erkrankungen. Ihn selbst, so berichtete er, befreite die Ölziehkur von einer Blutkrankheit, an der sich die Schulmediziner jahrzehntelang vergeblich die Zähne ausgebissen hatten.

Erste Veröffentlichungen über das Ölziehen und seine Heilwirkung

Vielleicht wäre das Thema *Ölziehkur* mit diesem Vortrag eines in der Fachwelt bis dahin völlig unbekannten Arztes erledigt gewesen. So geschieht das ja oft, wenn die Zeit noch nicht reif ist für eine Entdeckung, für eine neue Heilmethode ebenso wie für grundlegende Veränderungen auf jedem Gebiet, angefangen bei Gesundheitsfragen bis hin zur Astrophysik.

Da berichtet jemand über etwas durch und durch Erstaunliches. Die Experten hören, schütteln den Kopf vielleicht. Doch keine Zustimmung folgt. Ebenso wenig kommt Protest, allenfalls ein müdes Lächeln über diesen Außenseiter, den niemand ernst nimmt. Man geht zur Tagesordnung über, zu – scheinbar – wichtigeren Problemen. Wer hat denn schon Lust, sich mit einem Volksheilmittel von zweifelhafter Wirkungsweise in der wissenschaftlichen Welt dem Gespött auszusetzen! Denn Ehren und Ruhm sind mit der Frage, ob das Kauen von Sonnenblumenöl Heilwirkungen auslöst, in der akademischen Welt der Universitäten kaum zu erwarten.

Die Botschaft von der heilenden Wirkung des Ölziehens breitet sich aus

Wenn nicht die Ärztin Dr. Veronica Carstens den Vortrag des russischen Referenten in die Hände bekommen und ihn 1991 in ihrer Zeitschrift *Natur & Medizin* veröffentlicht hätte, vielleicht wäre das Thema *Ölziehkur* spurlos endgültig wieder in der Versenkung verschwunden. So aber horchten die Leserinnen und Leser auf. Ärzte, Heilpraktiker, Kranke, Gesunde, an alternativen Heilmethoden Interessierte – sie alle begannen sich bei uns erstmals für das Mundspülen mit Sonnenblumenöl zu interessieren. In Windeseile verbreitete sich das Wissen um dieses altbewährte ukrainische Naturheilmittel auf eine Weise, die für unsere westliche Kultur ganz und gar nicht typisch ist: einfach durch Erzählen, durch Berichten über die Anwendung und den Erfolg dieser Heilmethode.

Durch endloses Kopieren abgenutzte Zettel, aus dem Russischen in schlechtes Deutsch übertragen, sie kursierten damals bei uns: eine Methode der Informationsweitergabe, wie sie eher von der Verbreitung verbotener politischer Literatur in totalitären Staaten her bekannt ist. Doch sie wirkte.

Wenn man mit Gesundheitsbewußten zu Anfang der 90er Jahre über die Ölziehkur sprach, so kannten die meisten sie. Sehr viele hatten schon von ihr gehört oder das Ölziehen sogar selbst ausprobiert.

Eine einzige Begegnung mit einer Idee allein genügt oft nicht: Wie dieses Buch entstand

Ich selbst erhielt zu Beginn der Neunziger Jahre eine solche abgenutzte Fotokopie von einer Heilpraktikerin und erprobte die Ölziehkur mit Erfolg. Aber wie das so oft geschieht: Ein Impuls allein genügt nicht. Der Zettel ging mir verloren. Andere Dinge traten in meinem Leben in den Vordergrund. So geriet das Ölziehen in Vergessenheit; bis ich Jahre später auf einen Artikel in einer Gesundheitszeitschrift stieß. Sofort war die Erinnerung wieder da. In unserem *Arbeitskreis: gesund leben* [1] diskutierten wir das Thema. Eine Gruppe Interessierter erklärte sich bereit, eine Untersuchungsreihe über die Heilwirkung des Ölziehens zu starten. Die Ergebnisse ihrer Untersuchung überzeugten voll. So entstand dieses Buch.

Wer ist Dr. Karach?

Ähnlich aus dem Dunkel wie die ganze Ölziehmethode kommt die Person dieses Dr. Karach. Irgendwoher aus dem Riesen-Rußland taucht er auf einem Ärztekongreß der Onkologen [2] und Bakteriologen auf, hält sein Referat, vielleicht schloß sich eine Diskussion an, wir wissen es nicht. Und schon verschwindet er wieder in der Anonymität, noch ehe irgend jemand die Tragweite seiner Ausführungen ganz begriff.

---

[1] Der *Arbeitskreis: gesund leben* hat sich zum Ziel gesetzt, Möglichkeiten zu erforschen und zu erproben, wie wir in einer schwieriger werdenden Umwelt dennoch einigermaßen gesund leben können. Die Mitglieder arbeiten ehrenamtlich an unterschiedlichen Projekten über gesunde Lebensführung.
[2] Onkologie ist die Lehre von den Geschwülsten.

Interessierte versuchten, ihn ausfindig zu machen, als seine Methode bei uns bekannter geworden war. Doch ohne Erfolg. Wohl stieß man auf Spuren, auf eine andere Übersetzung seines ursprünglichen Vortrags zum Beispiel. Sie stammt aus dem Jahre 1980 und enthält einen aus dem Polnischen ins Deutsche übersetzten Nachtrag. Darin wird als Autor ein Herr Kornsch genannt, der Assistent des Instituts in Kiew sein soll. Ist er jener geheimnisvolle Dr. Karach? Sein Name klingt ähnlich. Und bei mehrfachen Übersetzungen und mündlichen Überlieferungen kommt es über die Barrieren fremder Sprachen hinweg schnell zu Namensentstellungen und inhaltlichen Veränderungen. Das ist nicht ungewöhnlich.

Keiner kennt die Zusammenhänge genau. Und so verliert sich die Spur dieses geheimnisvollen Dr. Karach wieder in den Weiten Rußlands. Aber die Heilmethode, von der dieser Arzt berichtete, blieb. Und sie breitete sich bei uns im Westen aus, unaufhaltsam, weil sie zu ganz und gar ungewöhnlichen Erfolgen führt. Denn das allein zählt.

Dr. Karachs Botschaft

Merkwürdig ist auch die folgende Tatsache: Auf den Manuskripten des Dr. Karach-Referats taucht in Klammern gesetzt immer wieder im Zusammenhang mit „Sonnenblumenöl" das Wort „Araschid" auf. Der Journalist Günther W. Frank ging dieser Spur nach. Die meisten Rußlanddeutschen, die er befragte, kannten dieses Wort nicht. Einer sagte ihm schließlich, es bedeute „Erdnußöl". Genau diese Ölsorte ist in der Übersetzung des Karach-Vortrags auch erwähnt. Im Französischen heißt „arachide" übrigens ebenfalls Erdnuß oder Erdnußpflanze: ein Hinweis, daß die Ölziehkur eben nicht nur mit dem in der Ukraine weit verbreiteten Sonnenblumenöl, sondern ebensogut mit Erdnuß- oder anderen Pflanzenölen durchführbar ist.

In seinem Vortrag selbst führt Dr. Karach aus, daß

„der eigentliche Grundsatz dieses Heilverfahrens hauptsächlich in der einfachen Art und Weise, nämlich im Schlürfen oder Saugen des Öls in der Mundhöhle, besteht und daß der weitere Heilvorgang vom menschlichen Organismus allein vollzogen wird. Auf diese Weise ist es möglich, Zellen, Gewebe und alle anderen menschlichen Organe gleichzeitig zu heilen. Dadurch wird die Vernichtung der Mikroflora und damit die Zerstörung des menschlichen Organismus verhindert. So aber ist sein Gleichgewicht angegriffen und in seiner letzten Konsequenz auch seine Lebensdauer. Der Mensch lebt also praktisch um die Hälfte kürzer. Er könnte 140 bis 150 Jahre alt werden."

Auf den ersten Blick mag Dr. Karachs Einschätzung der möglichen Lebenserwartung etwas vollmundig erscheinen. Doch viele moderne Mediziner teilen sie heute. Sie halten es für durchaus realistisch, daß die Menschen in absehbarer Zukunft ein Alter von 130 Jahren erreichen werden.

Dr. Karach nennt eine Fülle von Krankheiten, die nach seiner Überzeugung mit Hilfe der Ölziehkur vollkommen ausheilbar sind. Dazu gehören: Kopfschmerzen, Bronchitis, Zahnweh, Thrombosen, chronische Blutkrankheiten, Arthrose, Paralyse, Ekzeme, Magengeschwüre, Darmerkrankungen, Herz- und Nierenbeschwerden, Hirnhautentzündungen (Enzephalitis) und Frauenkrankheiten.

Dr. Karach vertritt weiter die Überzeugung, das Entstehen lebensgefährlicher Auswüchse könne „verhindert wie auch geheilt werden, z.B. chronische Blutkrankheiten, Lähmungen, Nerven-, Magen-, Lungen- und Lebererkrankungen, selbst die epidemisch auftretende Schlafkrankheit."

Die Ölziehmethode sieht er als eine ganzheitliche Behandlungsweise, zu der sich moderne alternative Therapieformen ja inzwischen immer öfter bekennen. Sie heilt „den ganzen Organismus gleichzeitig, wirkt aber auch vorbeugend, was wichtig ist bei lebensgefährlichen Auswüchsen und bei Infarkt-Fällen."

Nach erfolglosem schulmedizinischen Bemühen fügt Dr. Karach aus eigener Erfahrung hinzu: „Ich habe damit meine chronische Blutkrankheit, an der ich 15 Jahre leiden mußte, ausgeheilt, ebenso meine Arthrose." Den besonderen Vorteil des Ölziehens sieht er darin, daß man vielfach „auf chirurgische Eingriffe und auf das Einnehmen verschiedener Heilmittel mit ihren oft schädlichen Nebenwirkungen verzichten kann."

Alternative Heilmethoden fördern:
Das Lebenswerk der Ärztin Dr. Veronica Carstens

Vor kurzem feierte Dr. Veronica Carstens ihren 75. Geburtstag. In der Bonner Beethovenhalle ehrte man sie und ihr Lebenswerk.

Dr. Veronica Carstens gründete als Ärztin zusammen mit ihrem Mann, dem früheren Bundespräsidenten Carl Carstens, eine Stiftung. Ihr Ziel ist es, auf diese Weise alternative Therapiemethoden zu fördern. Wenn inzwischen Homöopathie, Akupunkturlehre und andere alternative Heilmethoden bei uns energisch an die Pforten der Hochschulen klopfen, so ist das nicht zuletzt Veronica Carstens und ihrem Engagement zu verdanken.

Naturheiltherapien sollten nach Auffassung von Dr. Carstens vor allem dann ergänzend zur Schulmedizin herangezogen werden:

- wenn die sanfte und nebenwirkungsarme Naturmedizin allein schon zur Behandlung ausreicht

- wenn die Methoden der Schulmedizin den Patienten keine Hilfe gebracht haben

- wenn die Nebenwirkungen einer schulmedizinischen Therapie besonders schwer sind.

Veronica Carstens setzt sich aber auch dafür ein, daß alternative Methoden von den Krankenkassen anerkannt und den Patienten die Kosten für solche Behandlungen erstattet werden. Dazu ist es notwendig, daß Naturheilverfahren wissenschaftlich anerkannt werden. Der Carstens-Stiftung und dem eingetragenen Verein *Natur und Medizin e.V.* in Bonn geht es daher vor allem darum, Forschungen über alternative Heilmethoden zu fördern und zu finanzieren.

Ölanwendung in den Klöstern Rußlands

Seit alter Zeit sind die Klöster der verschiedensten Religionen und Länder als Orte geheimen Wissens bekannt. Oft übernahmen sie die medizinische Versorgung der in ihrer Umgebung wohnenden Menschen. So überrascht es nicht allzu sehr, wenn Berichte über das Ölziehen ausgerechnet aus russischen Klöstern vorliegen.

Vor einigen Jahren gingen deutsche Ordensfrauen, Angehörige eines großen Frauenklosters, nach Weißrußland. Zusammen mit polnischen Ordensschwestern nahmen sie dort in einer Industriestadt ihre soziale und seelsorgerische Arbeit auf.

In ihrem ersten ausführlichen Jahresbericht an das Mutterhaus ihres Ordens schreiben die Nonnen unter anderem von einer merkwürdigen Sitte, die in dem russischen Kloster herrscht: Man „kaute" dort jeden Tag vor jeder der drei Mahlzeiten eine Viertelstunde lang Sonnenblumenöl. Die neu angekommenen Ordensschwestern schätzten diese Gewohnheit überhaupt nicht und sahen sie als äußerst unsinnig an.

Ein Jahr später kam ihr nächster Bericht. Auch diesmal schrieben sie wieder von dem Sonnenblumenöl. Jetzt allerdings äußerten sie sich sehr positiv darüber. Denn inzwischen hatten sie erstaunt festgestellt, daß die vielerlei gesundheitlichen Beschwerden, unter denen anfangs die meisten von ihnen noch litten, nach und nach ohne jede medizinische Behandlung verschwunden waren. Trotz ihrer schweren Arbeit erfreuten sie sich jetzt alle bester Gesundheit, fühlten sich kräftig und sehr leistungsfähig. Sie führten diesen Erfolg auf das Sonnenblumenölkauen zurück, das bei der dortigen Bevölkerung in hohem Ansehen steht.

Die Ölanwendung in der Gesundheitsliteratur

Informationen über die Ölziehkur sucht man in der deutschen und westlichen medizinischen Fachliteratur vergebens. Dr. Veronika Carstens gelang es aber, über ein deutsch-russisches Übersetzerbüro ein paar Hinweise aus der russischen medizinischen Fachliteratur zu bekommen. Diese Hinweise bestätigen:

- Das Ölziehen ist in Russland als Volksheilmittel bekannt und verbreitet.

- Die Ölziehmethode wird dort immerhin so ernstgenommen, daß sich in der medizinischen Literatur ausführliche Informationen dazu finden.

- Damit erhält das Referat des Dr. Karach, das uns bisher als einzige Information über die Ölziehkur vorlag, zusätzliche Bestätigung: Dr. Karachs Ausführungen geben nicht die Meinung irgendeines Außenseiters wieder, sondern sie sind fester Bestandteil der russischen Volksmedizin. Im Gegensatz zur westlichen Schulmedizin orientiert sich die Medizin in Rußland allgemein weit stärker am überlieferten Wissen um die Heilkräfte aus der Natur als an einseitiger Hinwendung zur Technik und Chemie. So bleibt ihr der Weg der Umkehr erspart, der sich jetzt in der westlichen Medizin anzubahnen scheint.

In dem 1994 in St. Petersburg erschienenen Buch von G.P. Malachow mit dem Titel „Heilkräfte (Band 1): Die Reinigung des Organismus", heißt es zur Ölkur:

> „Eine originelle, älteren Quellen entnommene Methode zur Reinigung und Behandlung des Organismus schlägt der Bakteriologe P.T. Katschuk vor: das Schlürfen von Pflanzenöl."

Die Wirkungsweise des Ölschlürfens erklärt der Autor Malachow so:

„Unsere Speicheldrüsen spielen nicht nur eine wichtige Rolle bei der Verdauung, sondern auch bei der Ausscheidung von verschiedenen Stoffwechselprodukten und Giften. Beim Kauen und Lutschen erhöht sich der Blutfluß durch die Drüsen um das 3 - 4fache, die reinigende Wirkung dieser speziellen „Filter" wird damit erheblich gesteigert. Der Organismus befreit sich so von schädlichen Mikroben, Toxinen und Säuren, der Gasaustausch wird verstärkt und der Stoffwechsel aktiviert. Das Öl dient dabei als Adsorbens, das die freigesetzten Schadstoffe bindet." [3]

Nach Malachow soll die Ölanwendung so geschehen:

1 Eßlöffel Pflanzenöl (am besten Sonnenblumen- oder Erdnußöl) wird im vorderen Teil des Mundes wie ein Bonbon gelutscht. Das soll leicht und ohne besondere Anstrengung geschehen und 15 - 20 Minuten dauern. Zunächst ist das Öl zäh und gelb, wird dann aber dünnflüssig und milchig weiß. Erst dann ist der Prozeß beendet. Das jetzt stark belastete und infizierte Öl ausspucken (auf keinen Fall schlucken!).

Diese Prozedur sollte einmal am Tag, am besten nüchtern, durchgeführt werden, sie ist aber auch vor dem Schlafengehen möglich. Wie lange man das Verfahren anwenden will, sollte jeder nach seinem Befinden selbst entscheiden. Akute Krankheiten heilen nach Malachow innerhalb von zwei Wochen. Chronische Erkrankungen erfordern dagegen eine erheblich längere Behandlung.

Malachow gibt keine Hinweise, welche Erkrankungen auf diese Behandlung überhaupt oder welche besonders gut darauf ansprechen. Möglicherweise geht er davon aus, daß die

---

[3] Boes 1996, 18 f.

Ölanwendung grundsätzlich bei allen Erkrankungen von Nutzen sein kann.

Dagegen weist der russische Autor ausdrücklich darauf hin, daß bei der Anwendung vorübergehende Komplikationen auftreten können, besonders bei Menschen mit mehreren Erkrankungen. Er führt das zurück auf eine „Schwächung durch Krankheitsherde". Gemeint ist offenbar, daß sich bestimmte Krankheitsbilder durch die Behandlung zunächst verstärken können. Solche Erstverschlimmerungen sind ja in ähnlicher Weise von anderen Naturheilmethoden, auch aus der Homöopathie, bekannt.

Ölanwendungen in der Ayurveda-Medizin

Ölziehen, das Volksheilmittel aus der Ukraine, ist kein Einzelfall in der Geschichte der Völker. In anderen Kulturen finden sich vergleichbare, Jahrtausende alte Gebräuche zur Heilung und Entgiftung des Körpers.

In der Karibik zum Beispiel findet sich die Ölschlürfmethode seit alter Zeit als besondere Art der Entgiftung. Außerdem ist sie in Kuba, Mexiko, Peru und Guatemala weit verbreitet. Dort verwendet man Cucurbitin, ein kaltgepreßtes Öl aus Kürbiskernen, und Öl aus den Kernen einer Zwergsonnenblumenart für diese Form des Ölziehens.

Vor allem aber in der Ayurveda-Medizin kennt man Mundspülungen mit Öl. Überhaupt spielen äußere und innere Ölanwendungen bei den ayurvedischen Reinigungstherapien eine wichtige Rolle.

Ayurveda: das Wissen um ein langes Leben

Die Veden sind ungefähr 3000 Jahre alte heilige Schriften aus der hinduistischen Welt. Ayurveda ist ein wichtiger Teil dieser Schriften. Darin geht es um Gesundheit und um die innere wie äußere Schönheit des Menschen. *Ayur* bedeutet soviel wie *langes Leben*. *Veda* heißt *Wissen*. Ayurveda ist also das Wissen um ein langes Leben. Gemeint ist damit nicht nur ein an Jahren reiches, sondern ein erfülltes Leben. Denn im Ayurveda versteht man den Menschen als eine Einheit von Körper, Geist und Seele. Darin spielt aber auch das Verhalten des Menschen und das Umfeld, in dem er lebt, eine wichtige Rolle beim Erkennen und Behandeln seiner Krankheiten. Vielleicht ist es diese sehr moderne ganzheitliche Auffassung vom Menschen, die der Ayurveda-Medizin heute zu immer mehr Anerkennung bei uns im Westen verhilft.

Mundspülungen mit Öl im Ayurveda

Nach der Ayurveda-Lehre sammeln sich durch falsche Lebensweise, durch ungünstige Ernährung, Lärm, Hektik, Angst und Aggressionen im Körper Giftstoffe an, die mit der Zeit Krankheiten verursachen. Durch vielerlei Reinigungsmethoden leitet man diese Schlacken und Gifte aus dem Körper aus.

Eine wichtige Rolle spielen dabei Mundspülungen mit Öl. Ebenso wendet man aber auch Ölgüsse, Massagen und Einläufe mit Öl in der Ayurveda-Medizin an, um den Körper von schädlichen Rückständen zu befreien. Das Ziel dieser Reinigungstherapien ist, das Immunsystem zu stärken, die Selbstheilungskräfte des Körpers anzuregen, die Nerven zu beruhigen und das Hormonsystem, wo es Ermüdungserscheinungen aufweist, auszugleichen und zu kräftigen. Gesunder, erholsamer Schlaf stellt sich bald wieder ein, und man fühlt sich insgesamt gesünder, jünger, schöner und voll frischer Kraft.

Mundspülungen mit Sesamöl sind nach der ayurvedischen Gesundheitslehre fester Bestandteil des Tagesablaufs. Darin zeigt sich Übereinstimmung mit der ukrainischen Ölziehübung, obwohl sich ein direkter Zusammenhang zwischen beiden Formen der Ölanwendung nicht nachweisen läßt.

Als günstigste Zeit für Reinigungsübungen aller Art gilt übrigens die Zeit morgens von 6 bis 10 Uhr. Zu dieser Zeit ist der Körper noch am entspanntesten.

Ayurveda-Empfehlungen für den Tagesablauf

Die Ayurveda-Lehre sieht das Ölziehen nicht als eine isolierte Reinigungsmethode an, sondern sie empfiehlt ein ganzes Bündel von Möglichkeiten für einen gesunden Start in den Tag. Daß sich die Wirkung der Ölziehkur verstärken läßt, wenn man sie nicht als Einzelübung ausführt, sondern in eine Vielzahl unterschiedlicher Übungen einbettet, leuchtet ein.

Vielleicht haben Sie Lust, die eine oder andere Möglichkeit begleitend zu Ihrer Ölziehkur zu übernehmen.

Nach der indischen Gesundheitslehre soll der Start in jeden neuen Tag ungefähr so aussehen:

- Ohne Wecker von selbst aufwachen
- Ein Glas warmes Wasser trinken, um die Verdauung anzuregen
- Wasser lassen
- Stuhlgang
- Zähne putzen
- Den Belag von der Zunge entfernen
- Den Mund mit Öl spülen
- Den ganzen Körper mit Sesamöl massieren – das Öl ein paar Minuten einziehen lassen
- Duschen oder ein lauwarmes Bad nehmen – der Ölfilm auf der Haut bleibt dabei erhalten
- Körperübungen, z.B. Yoga, Tai-Chi oder die „Fünf Tibeter" mit einer anschließenden Meditation
- Frühstück
- Morgenspaziergang, etwa 30 Minuten lang

Für viele Europäerinnen und Europäer wird sich dieses Programm nicht jeden Tag verwirklichen lassen. Am besten passen Sie es Ihren persönlichen Lebensbedingungen an, indem Sie einige Punkte für jeden Tag auswählen und das volle Programm nur an den Wochenenden durchführen. Das Ganze soll keine lästige Pflichtübung werden, sondern Ihnen Freude bereiten. Dann ist der Gesundheitserfolg am größten. Und selbstverständlich können Sie mit dem Ölziehen auch allein beginnen, ohne irgend etwas anderes an Ihren Lebensgewohnheiten zu verändern.

Die Wirkung der Ölziehkur allein ist meist schon ungewöhnlich überzeugend. Wer zuviel gleichzeitig an seinem Leben verändern will, bleibt leicht mit seinen guten Vorsätzen auf der Strecke. Das zeigt die Erfahrung immer wieder. Günstiger ist also, wenn Sie Ihre Gewohnheiten schrittweise ändern. Am besten beginnen Sie mit einer neuen Veränderung immer erst, wenn die zuvor erlernte Ihnen fest in Fleisch und Blut übergegangen ist.

Erste Forschungsergebnisse über Heilerfolge der Ölziehkur: eine holländische Ärztin fragt nach

Die holländische Ärztin Dr. Rosi Frey wollte es genau wissen: Sie führte eine erste Studie durch, um nähere Einzelheiten über die Heilwirkung des Ölziehens herauszufinden. Ihre Ergebnisse waren für Laien wie für Experten in gleicher Weise verblüffend.

Frau Dr. Frey ging so vor: Über Zeitungsannoncen suchte sie nach Interessierten, die bereit waren, an einem Versuch mit der Ölziehkur teilzunehmen. 30 Versuchspersonen meldeten sich, davon 25 Frauen und 5 Männer. Ihr Alter reichte von 30 bis 73 Jahren. Das Durchschnittsalter der Versuchsgruppe betrug 50 Jahre. Der Versuch lief zwei Monate lang. In dieser Zeit schlürften alle Teilnehmerinnen und Teilnehmer ein- bis zweimal täglich Sonnenblumenöl.

Als Ergebnis zeigte sich: Völlige Beschwerdefreiheit bzw. eine Besserung aller vorhandenen Beschwerden um 80 bis 100 Prozent trat bei sechs Personen ein. Das sind 20 Prozent aller Personen, die an dem Versuch teilnahmen.[4]

Vor dem Durchführen ihrer Ölziehkur hatten sie unter folgenden Krankheitssymptomen gelitten: Depressivität, Müdigkeit, Mattigkeit, Unruhe, Schlafstörungen, Konzentrationsstörungen, Gelenkbeschwerden, Muskelkrämpfe, Hypoglykämie (zu niedriger Blutzuckergehalt im Blutserum), Migräne, Verstopfung, Bauchweh, Magenschmerzen, Rückenschmerzen, Schmerzen durch Arthrose in den Hand- und Fußgelenken, Schmerzen an den Bändern der Kniegelenke, wiederkehrende Erkältungen, Schmerzen der Nasennebenhöhlen, Halsschmerzen. Über diese Ergebnisse hinaus erfuhr Frau Dr. Frey von einer 80jährigen Patientin, daß ihre offenen Beine nach mehrmonatigem Ölschlürfen zugeheilt waren.

Bei neun Personen, also bei jedem dritten Teilnehmer an dem Versuch, verschwanden die Beschwerden nicht vollständig. Aber es trat eine Besserung von zwei oder mehr Krankheitssymptomen um 50 bis 80 Prozent ein. Neben den bereits bei der Gruppe der völlig geheilten Patienten angeführten Symptomen bestanden bei diesen Versuchsteilnehmern zusätzlich folgende Beschwerden: Hitzewallungen, Morgenmüdigkeit, Appetitlosigkeit, Schwerhörigkeit, kalte Füße, Jucken an Haut und After. Diese Beschwerden besserten sich deutlich.

Zwölf Personen, also 40 Prozent aller Teilnehmer, spürten eine mäßige Besserung ihres Gesundheitszustands. Ihre Beschwerden gingen um 30 bis 50 Prozent zurück.

Sechs Personen, das sind 20 Prozent der Teilnehmer, konnten nach zweimonatiger Dauer des Ölschlürfens keinerlei Besserung ihrer Beschwerden beobachten. Bei den Teilnehmern dieser Gruppe litten zwei Patienten an chronischem Müdigkeitssyndrom (ME), ein Patient litt an hohem Blutdruck, Schmerzen in der

---

[4] Die Auflistung ergibt insgesamt 33 Personen. Das erklärt sich durch drei Mehrfachnennungen.

Brust und Nervosität, eine Patientin an Migräne und Kopfschmerzen und zwei Patienten an Gelenkbeschwerden.

Im Laufe der Untersuchung kam es bei etlichen Teilnehmern zunächst zu sogenannten Erstverschlimmerungen, d.h. vorübergehend traten negative Begleiterscheinungen auf. Kurz nach Beginn der Ölziehkur, nach einer Woche oder auch erst nach einem Monat, klagten viele Teilnehmer über folgende „Nebenwirkungen": vorübergehende Verschlimmerung bereits bestehender Beschwerden, emotionale Labilität, Zunahme von Depressivität, Müdigkeit, Grippegefühl, Steifheit in den Muskeln und Gelenken, Durchfall, Verstopfung, Bauchweh, Halsschmerzen, verstärkte Schleimabsonderungen im Hals, Anschwellen und Schmerzempfindlichkeit der Lymphknoten am Hals und in der Leiste sowie Hautjucken. Diese Reaktionen dauerten aber nur kurze Zeit an, selten einen Monat lang. Dann klangen sie ab. Dr. Frey kennzeichnet sie als „kleine Wehwehchen, die man sicher gerne in Kauf nimmt" auf dem Weg zur Besserung.

Dr. Rosi Frey wertet die Ergebnisse ihrer Studie als insgesamt äußerst positiv – zu Recht. Denn wenn 80 Prozent aller Teilnehmer und Teilnehmerinnen eine Besserung ihrer Beschwerden spüren, von mäßiger Besserung bis hin zur vollständigen Heilung, so ist das ein sehr bemerkenswerter Erfolg. Dr. Frey empfiehlt: Eine Kur mit so hoher Erfolgsrate, die so einfach durchführbar und so kostensparend zugleich ist, „sollte bei der Behandlung chronischer Erkrankungen ihren gebührenden Platz haben, auf jeden Fall aber als zusätzliche unspezifische Entgiftung eingesetzt werden."[5]

Natürlich läßt diese Studie noch Fragen offen. Aber sie ist ein vielversprechender Anfang, auf dem weitere Untersuchungen aufbauen können.

---

[5] Zit. n. Boes 1996, 22 f.

Ölziehen – Wie geht das?

Hier finden Sie eine **Anleitung**, wie Sie Ihre Ölziehkur durchführen können:

- Besorgen Sie sich eine Flasche kaltgepreßtes Sonnenblumenöl. Natürlich können Sie sich ebensogut für ein anderes Pflanzenöl entscheiden. Die einzelnen Ölsorten, die in Frage kommen, finden Sie im Kapitel „Speiseöle, die sich besonders für Ihre Ölziehkur eignen", in diesem Buch näher beschrieben.

- Nehmen Sie auf nüchternen Magen, am besten gleich morgens nach dem Aufstehen, einen Eßlöffel Öl in den Mund.

- Kauen, schlürfen, saugen und spülen Sie nun das Öl 15 bis 20 Minuten lang ohne Hast und Mühe im Mund und durch die Zähne.

- Das Öl soll nicht hinuntergeschluckt werden. Doch wenn es einmal geschieht, ist das so schlimm auch wieder nicht. Immerhin schlucken Sie ja nur Schadstoffe, die aus Ihrem eigenen Körper stammen und sich bis zu diesem Augenblick auch in ihm befanden.

- Spucken Sie nach 15 bis 20 Minuten das Öl aus – am besten in die Toilette oder ins Waschbecken.

- Die ausgespuckte Flüssigkeit sollte so weiß wie Milch sein. Ist sie noch gelb, so ist das ein Zeichen, daß das Ölspülen noch von zu kurzer Dauer war.

- Spülen Sie nach dem Ausspucken Ihren Mund mehrfach gründlich mit Wasser und putzen Sie Ihre Zähne mit der Zahnbürste.

- Reinigen Sie das Waschbecken danach gründlich, denn das ausgespuckte Öl enthält allerlei ausgeschiedene Schadstoffe und Bakteriengifte.

- Wenn Sie Ihren Heilungsprozeß beschleunigen wollen, können Sie das Ölziehen dreimal täglich vor dem Essen und mit leerem Magen wiederholen.

- Führen Sie Ihre Ölziehkur so lange durch, bis Ihre gesundheitlichen Probleme behoben sind. Bei akuten Beschwerden genügen oft schon wenige Wochen. Bei bereits lange bestehenden chronischen Krankheiten kann ein Jahr notwendig sein.

- Die Behandlung sollte so lange fortgesetzt werden, bis sich im Organismus die ursprüngliche Kraft, die Frische und der ruhige Schlaf wieder einstellen. Nach dem Erwachen darf keine Müdigkeit mehr vorherrschen. Und unter den Augen sollten keine Tränensäcke mehr sichtbar sein. Ein gesunder Appetit, guter Schlaf und ein ungestörtes Erinnerungsvermögen gelten als sichere Zeichen, daß der Erfolg der Ölziehkur erreicht ist.

- Zu Beginn der Ölziehkur kann es, wie in der Homöopathie, beim Fasten oder bei anderen Naturheilverfahren, zu sogenannten Erstverschlimmerungen kommen. Alte, längst vergessene Leiden treten manchmal für kurze Zeit wieder auf. Kopfschmerzen oder andere Krankheitsempfindungen stellen sich mitunter wieder ein, selbst leicht erhöhte Temperatur. Sie sind ein Zeichen dafür, daß die Ölziehkur greift und der Heilungsprozeß beginnt, und verschwinden meist von selbst schnell wieder. Auf keinen Fall sollten Sie deshalb Ihre Ölanwendungen unterbrechen.

- Nähere Einzelheiten hierzu finden Sie im Kapitel über „Erstverschlimmerungen: Anzeichen beginnender Entgiftung" in diesem Buch.

Das verbrauchte Öl ist kein Sondermüll

Einige Ölzieh-Experten warnen davor, nach dem Ölziehen das verbrauchte Öl ins Waschbecken oder in die Toilette zu spucken. Sie halten dieses nach 20 Minuten Aufenthalt im Mund zu einer weißlichen Flüssigkeit verwandelte Öl für Sondermüll. Angeblich sollen Toiletten davon verstopfen und die Kläranlagen Entsorgungsprobleme bekommen können. Diese Befürchtungen sind schlichtweg übertrieben. Ein Eßlöffel voll emulgiertes Öl ist nichts anderes als die fetthaltigen Nahrungsreste, die regelmäßig beim Geschirrspülen in das Abwasser gelangen. So hochgiftig können sie nicht sein. Immerhin stammen die Ölreste aus einem lebendigen Menschen und nicht von einer Giftmüllhalde.

Wie die Ölziehkur wirkt

Inzwischen kann kein ernsthafter Zweifel mehr daran bestehen, *daß* die Ölziehkur eine heilende Wirkung bei allen möglichen akuten und chronischen Erkrankungen entfaltet. Allein schon die Zahl der Heilungsberichte, die bei der von Dr. Veronika Carstens herausgegebenen Zeitschrift „Natur & Medizin" in den vergangenen Jahren eingingen, ist überwältigend. Hinzu kommt die Untersuchung der holländischen Ärztin Dr. Rosi Frey, die Heilerfolge mit dem Ölziehen bei rund 80 Prozent der von ihr beobachteten 30 Patientinnen und Patienten feststellen konnte. Die Heilungsberichte, die wir in unserem *Arbeitskreis: gesund leben* sammeln konnten, bestätigen die von Dr. Carstens und Dr. Frey gefundenen Ergebnisse voll und ganz.

Die Frage, *wie* die Ölziehkur wirkt, ist sehr viel schwerer zu beantworten. Inzwischen gibt es eine ganze Handvoll Theorien über den Weg, auf dem die Ölkur ihren Heilungserfolg herbeiführt. Aber das alles sind im Grunde bisher eher Vermutungen.

Gewißheit wird es so bald auch nicht geben. Denn an den Universitäten findet sich nur schwer jemand, der an die systematische Untersuchung solcher einfachen Volksheilmittel herangeht. Vielleicht zeichnen sich hier inzwischen erste Veränderungen ab. Immerhin ist es Dr. Veronika Carstens gelungen, wissenschaftliche Forschungen über Naturheilmethoden anzuregen. Im Rahmen der Carstens-Stiftung konnte sie beispielsweise die Veröffentlichung erster Ergebnisse über die Wirkung der Akupunktur bei Fruchtbarkeitsstörungen und über die Wirkung homöopathischer hochpotenzierter Mittel anregen.

Entgiftung über die Mundschleimhaut

Die Mundschleimhaut spielt nach den bisherigen Erkenntnissen eine entscheidende Rolle bei der heilenden Wirkung des Ölziehens.

Die Verdauung beginnt im Mund

Die schulmedizinischen Lehrbücher sehen die Aufgabe der Mundschleimhaut vor allem im Einleiten des Verdauungsvorgangs. Die Ausgänge der Speicheldrüsen und andere Schleim absondernde Drüsen münden hier. Sie haben in erster Linie die Aufgabe, die Nahrung gleitfähig zu machen, damit wir sie besser hinunterschlucken können. Zugleich geben sie aber bestimmte Enzyme ab, mit denen die Verdauung bereits im Mund beginnt.

Die Mundschleimhaut erfüllt noch weitere Aufgaben

Außerdem erfüllen die Drüsen der Mundschleimhaut aber noch eine weitere Aufgabe: Sie sondern Schlackenstoffe und Gifte ab, die im Verlauf des Stoffwechselgeschehens anfallen oder aber mit der Atemluft in den Körper gelangt sind.

Den Ärzten, die sich mit dem Fasten näher befassen, ist die Entgiftungsfunktion der Mundschleimhaut gut vertraut. Schon der österreichische Arzt Franz Xaver Mayr (1875-1965), bei uns bekannt durch seine Heilfastenkuren, wies auf den Zusammenhang zwischen Verdauungsstörungen und der Giftausscheidung durch die Mundschleimhaut hin. Wer Erfahrung mit Fasten hat, weiß aus eigener Erfahrung, daß der Körper während dieser Zeit des „großen Hausputzes" verstärkt alte Gifte und Schlackenstoffe freisetzt, die im Körpergewebe eingelagert sind. Dabei handelt es sich einmal um Gifte, die aus der Umwelt in unseren Körper gelangt sind. Hinzu kommen aber Abfallstoffe aus dem Stoffwechsel des Körpers, die er nicht vollständig ausscheiden konnte und die er deshalb eingelagert hat. Auf der Zunge bilden sie dann oft einen weißlich-dicken Belag. Ihn soll man – übrigens nicht nur beim Fasten, sondern auch während der Ölziehkur –regelmäßig abschaben.

Das Ölziehen regt die Drüsen im Mund an

Beim Ölziehen geschieht Entgiftung im Mund auf zweierlei Weise: Einmal bindet das Öl die Schlackenstoffe und Gifte, welche die Drüsen der Mundschleimhaut zuvor ausgeschieden haben. Das Öl nimmt besonders gut fettlösliche Substanzen auf, die sich mit Wasser allein nicht aus dem Körper herausspülen lassen.

Der bereits genannte russische Autor G.P. Malachow sieht darüber hinaus aber noch eine weitere Wirkung, die durch das Ölziehen eintritt: Das beim Ölspülen im Mund hin- und herbewegte Öl übt auf die Drüsen im Mund durch eine Art Massagewirkung einen anregenden Einfluß aus. Dadurch erhöht sich die Durchblutung dieser Drüsen um das Drei- bis Vierfache. Auf diese Weise steigert sich auch die reinigende und entgiftende Wirkung dieser besonderen Filterorgane deutlich.

Die Entgiftung geschieht hier zwar im Mund, aber sie reinigt den gesamten Organismus. Denn die Gift- und Schlackenstoffe, die das Öl im Mund bindet, stammen ja aus allen Bereichen des ganzen Körpers: aus dem Blut, den Organen, dem Körpergewebe, selbst aus den Gelenken und den Knochen.

Der Ausdruck „Ölziehen" bekommt so eine zusätzliche Bedeutung: Bei der Ölkur zieht man nicht nur das Öl zwischen den Zähnen hindurch, sondern zugleich zieht man damit die Giftstoffe aus dem ganzen Körper heraus.

Die Fernwirkung beim Ölziehen

Die Wirkungsweise des Ölziehens beschränkt sich nicht allein auf den Mund- und Rachenraum, sondern sie bezieht den ganzen Organismus mit ein. Deshalb spricht man mit Recht von einer Fernwirkung. Das Ölziehen im Mund regt die Speicheldrüsen an. Sie produzieren daraufhin verstärkt Enzyme. Diese Wirkstoffe zeigen dem Magen, dem Darm und der Leber an: Jetzt kommt fetthaltige Nahrung. Daraufhin gehen die für die Verdauung zuständigen Organe an die Arbeit. Sie stellen die notwendigen Enzymsäfte für die Fettverdauung bereit. Aber anschließend trifft keine Nahrung bei ihnen ein. Deshalb können sie nun die aktivierten Stoffe zum Abbau von eingelagerten Schlacken und von altem „Müll" einsetzen. So kommt es zu einer verstärkten Entgiftung dieser Organe und damit des gesamten Organismus.

Ein Erklärungsmodell aus der chinesischen Akupunkturlehre

Eine Fernheilwirkung auf den gesamten Körper durch das Ölziehen kann noch auf einem weiteren Weg zustande kommen. Dieser Weg läßt sich über die mehrere Jahrtausende alte, in China und inzwischen auch bei uns im Westen mit großem Erfolg praktizierte, Akupunkturlehre erklären.

Nach der chinesischen Akupunkturlehre bestehen enge Zusammenhänge zwischen den einzelnen Körperorganen und bestimmten Zähnen bzw. bestimmten Bereichen im Mundraum. Das Ölziehen im Mund wirkt anregend wie eine Massage auf die einzelnen Zähne. Diese anregende und heilsame Wirkung überträgt sich auf die Organe, die mit den Zähnen in Verbindung stehen: eine Wirkung, wie sie etwa bei der Akupressur durch sanften Druck auf bestimmte Akupunkturpunkte entsteht.

Zusammenhänge zwischen bestimmten Organen und Bereichen im Mundraum nach der Traditionellen Chinesischen Medizin (TCM)

Blase	Obere und untere erste Schneidezähne
Dickdarm	Obere und untere erste Mahlzähne
Dünndarm	Weisheitszähne
Gallenblase	Zungenseiten, obere und untere Eckzähne
Herz	Zunge, Zungenspitze
Leber	Zungenseiten
Lunge	Kehle, Mandeln, Zungenspitze, obere und untere zweite Mahlzähne (vor den Weisheitszähnen)
Magen	Mund, Zahnfleisch, Zungenmitte, obere und untere zweite Backenzähne
Milz	Mund, Zungenmitte, obere und untere erste Backenzähne
Nieren	Zähne, Zungenwurzel, obere und untere zweite Schneidezähne

Das Ölziehen bindet Krankheitserreger

Experten haben sich das Öl näher angesehen, nachdem es zwanzig Minuten lang im Munde bewegt und dann ausgespuckt wurde. Bei 600facher Vergrößerung konnten sie dabei unter dem Mikroskop faserartige Gebilde auf der Oberfläche des verbrauchten Öls schwimmen sehen. Bei ihnen handelt es sich um Krankheitserreger, um Mikroben in einem frühen Entwicklungsstadium. Mit dem Ausspucken des verbrauchten Öls scheidet man sie aus dem Körper aus.

Deshalb ist Sauberkeit im Umgang mit dem verbrauchten Öl so wichtig. Und deshalb soll man den Mund nach dem Ölziehen besonders sorgfältig ausspülen, die Zähne putzen und selbst das Waschbecken reinigen, in das man das Altöl gespuckt hat.

In der Tat ist ja die Mundhöhle ein Ort, an dem sich alle möglichen Krankheitserreger besonders gern und reichlich ansiedeln. In den engen Räumen zwischen den Zähnen und im Zahnbelag finden sie paradiesische Lebensräume, von denen aus sie ihre krankmachenden Feldzüge von den Zähnen bis in die entferntesten Körperwinkel hin antreten.

Nicht nur die Bakterien selbst richten Schaden an

Krankheiten entstehen in unserem Körper nicht nur durch die Bakterien selbst, sondern durch die von ihnen zusätzlich ausgeschiedenen giftigen Abfallstoffe.

Das gilt übrigens nicht nur für die Krankheitserreger. Auch nützliche Bakterien, die wir in unserem Körper brauchen, damit er funktionieren kann, haben wie alle Lebewesen einen eigenen Stoffwechsel. Und sie scheiden Abfallstoffe aus, bei denen es sich teilweise um giftige Eiweißverbindungen und andere Schadstoffe handelt. Der Körper muß diesen Bakterienmüll zusätzlich entsorgen. Beim Ölziehen wird dieser Müll zusätzlich zum körpereigenen Abfall mit herausgeschwemmt: eine weitere Erklärung, warum sich Menschen unter dem Einfluß des Ölziehens so viel wohler und gesünder fühlen.

Die richtige Schwingung heilt

In der modernen alternativen Medizin setzt sich immer mehr die Auffassung durch, heilende Schwingungen seien es, die den Menschen von seinen Krankheiten befreien. Und aller Wahrscheinlichkeit nach wird die Medizin der Zukunft immer stärker durch

Schwingungen heilen und weniger durch kostspielige technische Apparate oder mit Chemie.

Mit der Kraft heilender Schwingungen läßt sich das Wirken homöopathischer Heilmittel erklären. Daß diese Mittel eine Heilwirkung haben, kann man inzwischen einwandfrei nachweisen. Das Erstaunliche daran ist: Man wendet homöopathische Mittel in so starker Verdünnung an, daß von dem ursprünglich darin enthaltenen Wirkstoff mit Sicherheit nichts mehr in der Medizin vorhanden sein kann. Es ist, als ob man einen Tropfen von einer Substanz in den Bodensee kippen würde. Sie wird nirgends mehr im Wasser des Sees nachweisbar sein. Da solche Medizin dennoch wirkt, kann man ihre Wirkung am besten mit der Schwingungstheorie erklären. Das gilt nicht nur für die Homöopathie, sondern ebenso für die Ölanwendung und viele andere Naturheilverfahren.

Die Sichtweise der modernen Physik: Alles pulsiert, alles ist Schwingung

Um die Wirkung heilender Schwingungen zu verstehen, ist die Sichtweise der modernen Physik hilfreich. Sie sieht in der Materie keinen festen Stoff mehr, sondern einen dynamischen Prozeß. Nach Auffassung der modernen Physiker ereignet sich alles, was auf der Erde und im Kosmos geschieht, in rhythmischen Mustern von Aktivität. Und alles, was existiert, besitzt solche rhythmischen Muster. Atome, Elektronen – alles bewegt sich wie in einem Tanz. Und alles sendet Schwingungen aus. Leben vollzieht sich in Rhythmen: das Herz, die Atmung, die Wellen des Meeres, die Jahreszeiten, die Mondphasen, die Gezeiten von Ebbe und Flut. Alles pulsiert, angefangen bei den Atomen bis hin zu den Galaxien. Wir Menschen sind schwingende Energiestrukturen auf zahlreichen verschiedenen Ebenen und Dimensionen: in unserer körperlichen Lebensform, aber ebenso in unseren Emotionen, in unserem Verstand, als spirituelle und als transzendente Wesen.

Gesundheit besteht nicht im Einbau von Ersatzteilen

Aus dieser Sicht läßt sich Krankheit nicht länger als das Ausfallen einer Maschine begreifen, die mit technischen Werkzeugen, mit Ersatzteilen, repariert und mit den Schmiermitteln der Pharmaindustrie wieder zum Laufen gebracht wird. Krankheit ist vielmehr eine Disharmonie von Schwingungsmustern, eine Unordnung der sonst geordneten Energien. Gelingt es, diese gestörten Schwingungsmuster wieder zu ordnen, so tritt Heilung ein, nicht nur auf der körperlichen, sondern auch auf der psychischen und geistigen Ebene.

Das ist der Weg, den die moderne Naturmedizin vielfach geht. Ihre Wirkstoffe übertragen Schwingungen auf den gestörten Organismus und stellen, wenn der Heiler die richtige Schwingung trifft, die Harmonie im Organismus wieder her.

Harmonie ist eine Grundvoraussetzung dafür, daß das komplizierte System des menschlichen Organismus als Ganzes funktionieren kann. Sind die Schwingungen in irgendeinem Teilbereich gestört, so wirkt sich das auf das ganze System Mensch aus. Unwohlsein oder organische Funktionsstörungen sind die Folge. Wer von uns kennt nicht das Unbehagen, das aus Angst oder aus Ärger entsteht. Wir empfinden es allein schon dann, wenn wir mit einem Menschen zusammentreffen, dessen Schwingungen nicht zu unseren passen!

Gesundheit ist harmonisches Fließen der Lebensenergie

Offenbar eine einzige Energie ist es, die alles Leben in Gang bringt und erhält. Ganz gleich, ob wir sie Od nennen oder Odem, Orgonenergie, Vitalkraft, Prana, molekularen Äther, psychometrische Energie, Gott, Manitou oder Naturgesetz. Alle Materie ist Urenergie im Zustand der Bewegung. Selbst das, was wir als fest erleben, die Steine zum Beispiel, ist in Wahrheit schwingende Energie.

Der Wiener Biologe Paul Kammerer erkannte schon in den 20er Jahren unseres Jahrhunderts, daß es eine besondere biologische Energie gibt, die unmittelbar nichts mit Elektrizität, Magnetismus oder Bewegung zu tun hat.

Diese Lebensenergie organisiert sich in Feldern. Der amerikanische Chirurg Saxon Burr fand heraus, daß Lebensenergie-Felder offenbar schon bestehen, lange bevor eine Spur der körperlichen Form erscheint, der diese Felder entsprechen.[6] So konnte er aus dem Samen von Pflanzen die Größe, Beschaffenheit und Wachstumseigenschaften der später daraus entstehenden Pflanzen durch Messungen vorhersagen.

Lebensenergie ist sichtbar und nachweisbar

Den Russen Semyon und Valentina Kirlian gelang es als ersten, diese Felder, wie sie von lebenden Organismen abgestrahlt werden, zu fotografieren. Durch Beobachten von Veränderungen in diesen Lebensfeldern fanden sie heraus, daß Krankheiten so entdeckt werden können. Das gilt selbst bei psychischen Erkrankungen ohne gleichzeitig auftretende organische Störungen. Viele alternativ arbeitende Ärzte und Heilpraktiker nutzen heute das Kirlian-Verfahren bei der Krankheitsdiagnose.

Unser Denken beeinflußt unsere Lebensenergie

Wir wissen heute, daß selbst unsere Gedanken die Lebensfelder beeinflussen können. Wir sind das, was wir denken. So erklärt sich die heilende Kraft des positiven Denkens und bestimmter, meditativ erlebter Bildvorstellungen. Die Naturvölker nutzten symbolhafte Bilder seit jeher zur Heilung ihrer Kranken. Wir modernen Menschen beginnen den Wert solcher Methoden erst wie-

---
[6] Bischof 1992, 50 f.; ebenso Becker 1991

der neu zu begreifen. Umgekehrt erleben wir auch, wie ein negativer Gedanke allein verheerende Kettenreaktionen auslösen kann.

Was uns die Energie raubt

Der Körper des Menschen als Energiefeld ist außerordentlich empfänglich für Schwingungen. Er reagiert auf alles in seiner Umgebung, was ihm Energie raubt: auf schlechte Nahrung, auf Weißmehl und Zucker zum Beispiel, ebenso auf all die vielen synthetisch hergestellten Nahrungsmittel, die gefärbt, aromaverstärkt, konserviert, emulgiert, homogenisiert, geschwefelt, entfettet, mit Stabilisatoren und Dickungsmitteln in Form gebracht und genmanipuliert auf den Markt kommen. Solche Nahrung schwächt die Lebensenergie der Menschen nachweisbar und meßbar.

Lichtenergie tanken

Umgekehrt reichert viel Sonneneinstrahlung die Pflanzen mit Lichtenergie an. Der bekannte Photonenforscher Prof. Dr. Fritz-Albert Popp konnte nachweisen, daß die Pflanzen in ihren Zellen Lichtenergie speichern und sie in Form von Biophotonen wieder abstrahlen.

Die Sonnenblume tankt beispielsweise besonders viel Lichtenergie. Sie streckt ihren Blütenkelch ständig der Sonne zu und dreht ihn mit dem Lauf der Sonne. Ähnlich reich an Lichtenergie wie die Sonnenblume ist das Johanniskraut, dessen hoher Heilwert inzwischen selbst von der Schulmedizin voll anerkannt und genutzt wird.

Die Photonenmessungen des Wissenschaftlers Fritz-Albert Popp sind sehr wahrscheinlich imstande, die energetisch starke Heilwirkung des Sonnenblumenöls zu erklären.

Die Messungen Popps ergaben übrigens deutliche Unterschiede zwischen Gemüsepflanzen aus biologischer Zucht und mit

Kunstdünger gezüchteten: Biogemüse hat einen weit höheren Gehalt an Biophotonen. Ähnliche Unterschiede lassen sich zwischen kaltgepreßten Pflanzenölen und raffiniertem Öl feststellen. Öl, das bei der Herstellung erhitzt, entschleimt, entsäuert, gebleicht und sonstwie aufbereitet wurde, hat praktisch keine Photonenstrahlung mehr. Schlechte Lebensmittel übertragen schlechte Informationen auf den Menschen, der sie verzehrt. Für frische, natürliche Kost gilt das Gegenteil. Sie überträgt positive, lebenskraftspendende und eben auch heilende Energie auf den Menschen, wenn er sie als Nahrung aufnimmt oder – wie beim Ölziehen – ihre Schwingungen über die Mundschleimhaut aufnimmt.

Das Wissen um die heilenden Schwingungen des Lichts war schon viel früher vorhanden. Jakob Lorber, der große Prophet des vorigen Jahrhunderts, sprach in seinem Buch „Die Heilkraft des Sonnenlichts"[7] bereits in den Jahren um 1851 von der Heilwirkung der „Sonnennahrung". Er gab exakte Anweisungen, wie sie sich mit Hilfe blauer Gläser herstellen läßt, die man dem Sonnenlicht aussetzt – ein Verfahren, mit dem man heute Naturheilmittel beispielsweise auf der Sonneninsel Zypern herstellt.[8]

Der Saug- und Lutschreflex:
eine lebenswichtige Errungenschaft

Der Saug- und Lutschreflex ist eins der frühesten Dinge, die wir in unserem Leben beherrschen. Sein Vorhandensein ist überlebensnotwendig. Denn er verschafft dem Säugling in seinen ersten Lebenstagen die Möglichkeit, an Nahrung zu kommen.

Beim Ölziehen aktivieren wir die gleichen Muskelgruppen wie beim Saugen in unseren frühesten Lebenstagen. Erinnerungen an diese Zeit sind unserem Bewußtsein nicht mehr zugänglich. Aber unser Unbewußtes hat sie tief in unserem Inneren als lustvoll ge-

---
[7] Lorber 1990
[8] Kraushaar 1996

speichert, wie es dort alle Sinneswahrnehmungen speichert, die wir im Laufe unseres Lebens aufnehmen. Sehr wahrscheinlich trägt dieses Gefühl tiefer Geborgenheit, das mit dem Saugen für uns verbunden ist, zu der lebensstärkenden Heilwirkung des Ölziehens bei.

Heilende Vorstellungen verstärken die Wirkung der Ölziehkur

Innere Bilder spielen bei der Heilung von Krankheiten eine wichtige Rolle. Wir sind nicht nur das, was wir denken, sondern wir sind das, was wir uns vorstellen. In der modernen Psychotherapie ebenso wie bei den Schamanen der Naturvölker spielen heilende innere Bilder eine entscheidende Rolle. Selbst in der Krebstherapie erhalten die Patientinnen und Patienten heute den Auftrag, sich im Zustand tiefer Entspannung ihre körpereigenen Abwehrzellen als Haifische vorzustellen, welche die Krebszellen auffressen. Die Erfolge solcher Art von geistiger Heilung sind erstaunlich gut.

Mit Hilfe solcher Methoden läßt sich selbstverständlich auch die heilende Wirkung der Ölziehkur verstärken, weil sie dann gleichzeitig von der körperlichen und der psychisch-geistigen Ebene her angeregt wird.

Sich beim Ölziehen den Erfolg als Bild vorstellen

Konkret geht das so:

- Entspannen Sie sich während des Ölziehens tief mit Hilfe meditativer Techniken oder des Autogenen Trainings.
- Wählen Sie am besten eine Entspannungsmethode, die Ihnen schon vertraut ist.

- Stellen Sie sich nun die heilende Wirkung, die Sie vom Ölziehen erhoffen, ganz konkret als Bild vor.
- Sehen Sie sich selbst vor Ihrem inneren Auge, wie Sie sich frisch und jung und voll Kraft in der Natur bewegen wie in Ihren gesündesten Zeiten.

Solche Bilder sind ungeheuer heilsam und verstärken die Wirkung des Ölziehens eindrucksvoll.

Spucken Sie Ihre Wut aus

Stellen Sie sich beim Ausspucken des verbrauchten Öls konkret vor, wie Sie jetzt alte Schlacken und Krankheitsstoffe aus Ihrem Körper abgeben. Spucken Sie zugleich damit am besten auch Ihren ganzen Frust und all die alte Wut mit aus, die sich in Ihnen angestaut hat. Sie werden schon bald ein angenehmes Gefühl der Befreiung spüren, das Ihre Heilung auf jeder Ebene verstärkt.

Wann wirkt das Öl im Körper?

Dr. Karach, der Vater der Ölziehtherapie bei uns im Westen, vertrat die Auffassung, das Öl entfalte seine heilende Kraft einzig und allein, solange es sich im Mund befindet. Inzwischen haben andere Experten bei uns im Lande die Schwingungen gemessen, die vom Öl ausgehen und offenbar für die Heilwirkung verantwortlich sind. Sie kommen zu dem Ergebnis, daß diese heilenden Schwingungsimpulse nach dem Ölziehen noch ungefähr fünf Stunden lang im Körper weiterwirken. Allerdings nimmt ihre Intensität allmählich ab. Da dieser Schwingungsimpuls aber jeden Tag mit dem Ölziehen erneuert wird, reicht er offensichtlich, um Heilungsvorgänge im Organismus auszulösen und sie in Gang zu halten.

Warum die Zahl der Zivilisationskrankheiten so stark zunimmt

Die Zahl der typischen Zivilisationskrankheiten nimmt auf unglaubliche Weise zu. Krankheitsbilder, die man früher kaum oder überhaupt nicht kannte, beschäftigen die Ärzte heute immer stärker. Heuschnupfen, Asthma, Rheuma, chronische Darmerkrankungen, Neurodermitis, Ausfluß, Harnwegsinfekte, Muskelschmerzen, Nervenlähmungen, Depressionen, chronische Bronchitis, trockene Augen, das Chronische Müdigkeitssyndrom (CFS) sind hier zu nennen. Hinzu kommen: Immunabwehrschwäche-Erkrankungen, zu denen längst nicht nur Aids gehört, sondern letztlich wohl auch Krebs, die stark zunehmenden Pilzerkrankungen nicht nur an den Nägeln und der Haut, sondern im Darm, im Blut und den verschiedensten inneren Organen wie der Lunge oder der Leber sowie die Multiple Chemische Sensibilität (MCS), die sich vor allem durch häufige Übelkeit, Schwindelgefühle, Brechreiz und Kopfschmerzen bemerkbar macht.

Wenn die körpereigene Abwehr überfordert ist

Aus der Natur wissen wir, daß Pilze alles Kranke und Geschwächte befallen, um es in den Kreislauf der Natur zurückzuführen. Wenn also auch der Mensch zunehmend Lebensraum für Pilze bietet, müssen wir uns fragen, was ihn so geschwächt hat. Tatsache ist: Wir haben es heute in unserem Lebensumfeld mit Umweltbelastungen zu tun, wie sie in diesem Ausmaß noch nie dagewesen sind.

Nun hat der Organismus zwar offenbar die Fähigkeit, sich bis zu einem gewissen Grade an Gifte und Schadstoffe anzupassen. Dazu gibt es ein makabres Beispiel: Im 19. Jahrhundert hatten die in der Sprengstoffindustrie Beschäftigten täglich mit Nitroglyzerin zu tun. Dadurch litten sie zunächst ständig unter Kopfschmerzen. Doch je länger sie diesem Stoff ausgesetzt waren, desto geringer wurden ihre Beschwerden. Schließlich blieben die Kopfschmerzen ganz weg: ein Gewöhnungsprozeß. Der Organismus paßte sich dem Schadstoffeinfluß an. Aber damit war das Problem noch nicht gelöst: Bei den Sprengstoffarbeitern stellten sich die Kopfschmerzen nun im Urlaub und an den Wochenenden ein, wenn sie keinen Kontakt zum Nitroglyzerin hatten. Die Arbeiter nahmen sich daraufhin einfach etwas von dem Grundstoff für die Dynamitherstellung mit nach Hause und in den Urlaub. So blieben sie beschwerdefrei. Ihr Organismus hatte gelernt, mit dem Gift zu leben.

Die Gewöhnung an Schadstoffe stößt an ihre Grenzen

Nur: Solche Gewöhnungsprozesse lassen sich nicht beliebig fortsetzen. Wir sind heute einer solchen Vielzahl von Schadstoffen ausgesetzt, daß unser Organismus sich ihnen nicht mehr anpassen kann. Er kann die Giftstoffe aber auch nicht mehr in vollem Umfang auf den ihm zur Verfügung stehenden Wegen ausscheiden. So bleibt ihm nur noch, sie zu speichern, sie in Knochen und Gelenken und in den Organen selbst abzulagern. Doch diese Lösung geht verständlicherweise auf die Dauer nicht gut. Chronische Krankheiten aller möglichen Art, Schmerzen und die unterschiedlichsten Ausfallerscheinungen, angefangen bei Rheuma bis hin zu Konzentrationsschwächen und allen möglichen schwer faßbaren Leiden, stellen sich ein.

Tatsachen oder Horrormeldungen? Schon 1990 stellte das Gesundheitsministerium des Landes Nordrhein-Westfalen fest, daß praktisch alle untersuchten Menschen mit dem Urin polychlorierte Biphenyle (PCB) ausscheiden. Außerdem fand man bei allen Blei und Cadmium im Blut und Quecksilber und Thallium in den Haaren. Selbst die Muttermilch enthielt PCB. Dabei handelt es sich um chemische Giftstoffe, die in Deutschland seit 1989 verboten sind, weil sie nachweislich Krebs erregen. Diese Gifte sind im Körper schwer abbaubar. Sie führen wahrscheinlich zu Unfruchtbarkeit. Denn bei Frauen, die keine Kinder bekommen können, fand man häufig zu hohe PCB-Werte im Fettgewebe.

Die typischen Zivilisationskrankheiten: Entgiftungsprobleme

Einzelnen Schadstoffen kann unser Organismus durch Anpassung begegnen. Doch wenn ihre Zahl sich vervielfacht, ist er irgendwann überfordert. Wie ein Faß, das plötzlich überläuft, reagiert er dann mit heftigen Alarmsignalen. Vorher dagegen schien doch alles in Ordnung zu sein. Krankheitssymptome waren nicht spürbar. Um so unbegreiflicher sind für die Betroffenen diese ungewohnten Krankheitsreaktionen ihres Körpers.

Bestimmte Krankheiten sind ein Versuch des Körpers, sich von Schadstoffen zu befreien

Der Körper versucht, sich auf diese Weise von Giften zu befreien, die ihm über Medikamente, Ernährung, Umweltschadstoffe und Infektionen zugeführt worden sind. Zunächst steigert er seine

Entgiftungsarbeit über die ihm normalerweise zur Verfügung stehenden Darm- und Harnwege. Solange es ihm gelingt, die anfallenden Schadstoffe über diese Kanäle auszuscheiden, bleibt er gesund.

Erst wenn diese natürlichen Entgiftungswege nicht mehr genügen, sucht sich unser Organismus andere Ausscheidungsmöglichkeiten. Er scheidet Stoffwechselschlacken, Medikamentengifte, Umweltschadstoffe, unverträgliche Nahrungsbestandteile, Krankheitserreger und deren Stoffwechselprodukte über die Schleimhäute aus. So kommt es zu Dauerschnupfen, Nasennebenhöhlenentzündungen, chronischem Ausfluß aus der Scheide, Reizblase, wiederkehrenden Harnröhrenentzündungen und Darmentzündungen mit Neigung zu Durchfällen oder Darmkrämpfen.

Auch über die Haut versucht der Körper jetzt, den Müll loszuwerden, den er anders nicht mehr bewältigen kann. Daher treten Hautausschläge, Ekzeme und Neurodermitis auf. Denn die Haut ist ein wichtiges Ausscheidungsorgan.

Selbst die Knochen, Gelenke und das Bindegewebe müssen nun häufig als Mülldeponien herhalten und so die inneren Organe und den Blutkreislauf von den im Körper kreisenden Abfallstoffen entlasten. So kommt es zu Schleimbeutelentzündungen, Sehnenscheidenentzündungen, Knorpelschwellungen, Ausfällungen von Giftstoffen an den Gelenkflächen, Gelenkkapseln und Knochenhäuten, oft auch an den Verbindungsstellen von Muskeln, Sehnen, Bändern und Knochen. Das alles sind im Grunde nichts anderes als verzweifelte Versuche des Körpers, den sich ansammelnden Müll loszuwerden.

Wenn der Körper den Kampf aufgibt

Irgendwann ist der Punkt erreicht, an dem sich der Organismus gegen die Fülle der Giftstoffe nicht mehr wehren kann, weil seine Entgiftungsmöglichkeiten endgültig zugestopft sind. Er resigniert. Es kommt zu der sogenannten Regulationsstarre. Sie ist Voraussetzung für jedes Krebsgeschehen. Krebs ist ja Ausdruck fehlender Abwehr. Denn bei jedem gesunden Menschen entstehen laufend Tausende von Krebszellen. Insofern ist Krebs etwas völlig Normales. Er ist Bestandteil eines lebendigen Geschehens. Bei der gewaltigen Zahl neuer Zellen, die der Körper ständig neu produziert, sind immer ein paar Fehlexemplare dabei. Nur: Bei gesunden Menschen erkennt die körpereigene Abwehr die Krebszellen und vernichtet sie. Nicht die Krebszelle ist also das Krankhafte, sondern die fehlende Reaktionsfähigkeit des Körpers. Wo es gelingt, die gesunde Abwehrreaktion wieder herzustellen, rückt auch das Krebsproblem einer Lösung näher. Die Entgiftungsmöglichkeiten sind ein Schritt in diese Richtung.

Symptome bekämpfen: Die Sichtweise der Schulmedizin

Die Schulmedizin sieht die beschriebenen Symptome im allgemeinen als isolierte Erkrankungen des jeweils betroffenen Organs an. Dementsprechend setzt sie mit ihrer Behandlung bei dem Organ an, an dem sich die Symptome zeigen. Die Kranken erhalten Medikamente, die das Symptom beseitigen. Doch wenn die Krankheitserscheinungen Versuche des Körpers sind, auf Ersatzwegen zu entgiften, dann stopft man mit dem Beseitigen der Krankheitssymptome diese Ausscheidungsmöglichkeiten zu. Nasentropfen mit schleimhautabschwellender Wirkung, Cortisoncreme für die Haut, Antibiotika für die Scheide und alle möglichen anderen Organe, Antirheumatika, Durchfallblocker und ähnliche Mittel schließen das Ventil, über das der Organismus entgiften wollte. So bleibt dem Körper nur noch das Ablagern in innere Räume. Die Krankheit frißt sich also tiefer in den Körper hinein. Wenn auch diese Möglichkeiten mit Antirheumatika oder Cortison blockiert sind, lagert der Körper die Giftstoffe nur noch ab. Es kommt zu einer Reaktionsstarre. Sie gilt als Vorstadium der Krebsentwicklung.[9] Heilung setzt hier sinnvollerweise im Eröffnen möglichst vieler und wirksamer Entgiftungsmöglichkeiten an. Auf sie wird noch näher einzugehen sein. Eine von ihnen, wohl die wichtigste, ist die Ölziehkur.

Die Augen verschließen ist wenig hilfreich

Gewiß geht es hier weder darum, ein Horrorszenario zu entwickeln noch Endzeitstimmung zu schüren. Nur: Ständig um die Probleme herumzureden, führt zu keiner Lösung. Uns bleibt nichts weiter übrig, als hinzuschauen, so unangenehm uns die Bilder sein mögen, die wir sehen. Nur so haben wir die Chance, uns auf die schwierigeren Lebensbedingungen um uns herum einzustellen und dennoch ein gesundes, einigermaßen lebenswürdiges Leben zu führen. Oder anders ausgedrückt: Wir können unsere Gesundheit nur dann durch geeignete Entgiftungsmaßnahmen schützen und wiederherstellen, wenn wir uns die Bedrohungen, die sich gegen unsere Gesundheit richten, zunächst einmal genau anschauen.

Die wichtigsten Ursachen für das ungewöhnlich starke Zunehmen von Zivilisationskrankheiten

Ursachen für das Entstehen der modernen Zivilisationskrankheiten gibt es bündelweise. Das Tückische an ihnen ist, daß niemals nur eine Ursache allein wirkt. Einzelnen gesundheitsschädlichen Einflüssen gegenüber könnte sich unser Organismus ja noch anpassen. Aber in ihrem Zusammenwirken verstärken sie sich auf

---
[9] Braun von Gladiss 1991, 21

geradezu unheimliche Weise. Und eines Tages kann unser Organismus mit ihnen nicht mehr fertig werden. Das Faß läuft über...

> **Gesundheit hängt von der harmonischen Beziehung des Menschen zu allen Kräften des Lebens ab, zur Sonne, zum Wasser, zur Luft, zur Nahrung, zum Menschen, zur Erde und zur Freude.**
> Aus den Lehren der Essener, einer vorchristlichen Gemeinschaft am Toten Meer, bekannt als praktische Mystiker und Heiler.

Medikamentengifte

Der immer stärkere Einsatz von Antibiotika, Sulfonamiden, Cortison, Hormonpräparaten (z.B. Antibabypille) und anderen schädlichen Wirkstoffen fördert das Pilzwachstum, indem er die körpereigene Abwehr in ihrem Reinigungsbemühen schwächt und unterdrückt. Die genannten Medikamente vernichten nicht nur krankheitserregende Bakterien, sondern mit ihnen auch die wichtigen, uns schützenden Darmbakterien. Wo diese fehlen, breiten sich Pilze dann ungehindert aus.

Elektrosmog und andere Umweltbelastungen

Der ständig zunehmende Elektrosmog durch Strom und immer mehr Funk- und Fernsehwellen, Mobiltelefone, Satellitenfunk und ein sich ständig weiter ausbreitendes Radarsystem, die zunehmende Belastung durch Gifte in Umwelt und Nahrung sowie durch erhöhte Radioaktivität schädigen unseren Organismus in seiner Abwehrfähigkeit deutlich.

Inzwischen gibt es mehrere wissenschaftliche Untersuchungen, die gehäuft Krebserkrankungen bei Menschen gefunden haben, die in der Nähe von Hochspannungsleitungen oder von Elektroleitungen der Eisenbahnlinien wohnen. Gerichte haben in ihren Entscheidungen solche Zusammenhänge ebenfalls anerkannt.[10]

Ernährungsgewohnheiten

Hinzu kommen falsche Ernährungsgewohnheiten mit zuviel Zukker, Weißmehl, Fleisch und tierischen Fetten und zuviel Alkohol. Dagegen ernährten sich die Menschen früher weit gesünder. Zukker und Weißmehl galten als Luxusgüter. Und die Möglichkeiten, Nahrungsmittel zu konservieren, waren begrenzt.

Heute ernähren sich viele Menschen überwiegend von Fast Food, besonders Jugendliche. Selbst gekochte Mahlzeiten bekommen Seltenheitswert. Das wäre nicht einmal so schlimm, wenn Rohkost und Obst an ihre Stelle träten. Doch Pommes, Hamburger und Süßigkeiten sind tote Nahrung. Sie erhält Menschen nicht lebendig, sondern raubt ihnen zusätzlich Lebensenergie.

Schwermetallbelastungen im Körper

Die Zunahme chemischer Gifte im Körper, allen voran Quecksilber aus dem Amalgam der Zahnfüllungen, übersteigt inzwischen bei vielen Menschen längst die von der Weltgesundheitsorganisation (WHO) festgesetzten Grenzwerte. Ähnliches gilt für Cadmium, das wir über die Nahrung und Umwelt aufnehmen. Allein durch Passivrauchen erhöht sich die Cadmiumaufnahme noch einmal um mehr als das Doppelte.

Gesundheitsstörungen durch Quecksilber

Dauernde überhöhte Quecksilberbelastungen führen dazu, daß der Organismus eine erhöhte Allergiebereitschaft entwickelt. Er

---
[10] Becker 1991

reagiert dann auch auf Einflüsse allergisch, die er bislang vertragen hat. Typisch für diese erhöhte Allergiebereitschaft ist das Auftreten allergischer Erkrankungen wie Heuschnupfen, Allergien auf Hausstaub, Milben, Gräser und Blütenpollen. Weitere Krankheitszeichen sind: Schnupfen, Asthma, Hautekzeme, Kopfschmerzen, Bauchschmerzen, Muskelzittern, Haarausfall, Ausschlag im Gesicht und am Mund, Rückenschmerzen, Schwindelgefühle, Übelkeit, Störungen der Regel, Gedächtnisstörungen, Schlaflosigkeit, Erregbarkeit, Antriebslosigkeit, Depressionen und unbestimmte Ängste.

Gesundheitsstörungen durch Cadmium

Dauerhaft überhöhte Cadmiumeinwirkungen führen häufig zu einer verzögerten Ausscheidungsarbeit der Nieren. Die Folge davon ist, daß der Körper sich Ersatz-Ausscheidungswege über die Schleimhäute der Nase, des Mundes und der Scheide sucht und die Schadstoffe verstärkt in den Knochen und Gelenken ablagert. Es kommt zunächst nur zu geringen Nierenfunktionsstörungen. Die Nierenwerte sind leicht erhöht, liegen aber im Grenzwertbereich. Bluthochdruck tritt auf, der sich durch die üblichen Medikamente schwer beeinflussen läßt. Es kommt zu chronischen Reizzuständen der Harnwege wie Reizblase, Harnröhrenentzündung, Nierensteinbildung und Harnleiterkoliken. Dauerschnupfen, Geruchsstörungen, Haarausfall, Ekzeme, Skelettschäden, Veränderungen an der Wirbelsäule und an den Hüftgelenken treten verstärkt auf. Und auch hier kommt es wieder zu Störungen des Zentralnervensystems, zu Überreizungszuständen des Herz-Kreislauf-Systems, zu Hormonstörungen, Depressionen, Unregelmäßigkeiten im Bio-Rhythmus und im Schlaf-Wach-Rhythmus. Solche Störungen versteht man dann häufig als psychosomatisch bedingt. Doch sie widerstehen jeder psychotherapeutischen Behandlung.[11]

---
[11] Braun von Gladiss 1991, 156 ff.

Kunstdünger und Intensivbewirtschaftung der Äcker

Das Verlassen des natürlichen Pflanzenanbaus führt zu einer Überlastung des Bodens mit Nitraten. Sie belasten das Trinkwasser und erhöhen die Krebsgefahr.
Auf der anderen Seite kommt es durch die Intensivbewirtschaftung zu einem Auslaugen des Bodens. Wertvolle Mineralien wie Selen und Zink fehlen immer stärker. Zink braucht der Organismus des Menschen aber gerade, um Schwermetallgifte auszuscheiden. Selen spielt eine wichtige Rolle bei der Bekämpfung von sogenannten „freien Radikalen". Das sind freie Ionen, die sich sehr leicht selbst mit ruhenden Krebszellen verbinden und sie stärken können. Deshalb sind Selen und Germanium als „Radikalenfänger" von besonderer Bedeutung. Doch in den ausgelaugten Böden findet man sie als Spurenelemente bei uns kaum noch.

Trinkwasserbelastungen

Energetisch totes Trinkwasser, das mit Nitrat und Pestiziden belastet ist, kann uns die notwendige Lebensenergie kaum mehr vermitteln. Dabei braucht unser Körper mindestens 1 ½ Liter Wasser pro Tag, um seine Entgiftungsarbeit über die Nieren leisten zu können.
Der Mensch besteht zu etwa 65 bis 70 Prozent aus Wasser. Alles Leben kommt aus dem Wasser. Wasser dient dem Organismus des Menschen als „Kläranlage". Es nimmt die anfallenden Stoffwechselschlacken auf und leitet sie über die Lymphe und das Blut aus dem Körper. Je höher der Körper mit Schadstoffen belastet ist, um so wichtiger wird es, ihm reichlich unbelastetes Wasser zuzuführen. Durchspülen ist neben dem Ölziehen eine der wirksamsten Möglichkeiten, Giftstoffe aus dem Körper loszuwerden.

Mißbrauch von Genußmitteln

Genußmittel aller Art, wie beispielsweise Rauchen, Kaffee, Alkohol und Drogen, belasten den Körper stark. Rauchen und Kaffee trinken erhöhen das Krebsrisiko deutlich. Koffeinfreier Kaffee bietet keine brauchbare Ersatzlösung, weil er krebserregende Stoffe aus dem Entkoffeinisierungsprozeß enthält.

Hektik beim Essen

Durch unkonzentriertes, hastiges Essen in zu reichlichem Maße kann das für den Verdauungsvorgang wichtige Einspeicheln im Mund nicht hinreichend stattfinden. Ein großer Teil der Nahrung wird daher nicht mehr richtig verwertet und geht im Darm in Gärung und Fäulnis über. Das fördert die falschen Bakterien und Pilze in ihrem Wachstum.

Streß und Reizüberflutung

Streß, Unruhe in der gesamten Lebensführung, ständige Berieselung durch Fernsehen und Radio, Verkehrslärm, berufliche Überforderungen, Kummer, negatives Denken, Hetze, Termindruck, Angst und Aufregungen schaden der Gesundheit.

Nach neueren wissenschaftlichen Untersuchungen leidet heute rund ein Drittel aller Kinder und Jugendlichen unter psychosomatischen Krankheitsbeschwerden. Vor allem Mädchen sind betroffen. Sie klagen über Allergien, Asthma, Bronchitis, Hautausschläge und Neurodermitis. Verantwortlich sind längst nicht nur die Schadstoffe aus dem Lebensumfeld. Ursachen sind Stresse durch massive Reizüberflutung – nicht nur, aber auch durch die modernen Massenmedien – und Überforderung durch von den Eltern ausgeübten Leistungsdruck. Auch leiden die Kinder häufig unter den Beziehungskrisen der Eltern. „Der Körper sucht sich zur Gegenwehr ein Ventil und findet es in allen möglichen Krankheiten"

– so der bekannte Bielefelder Gesundheits- und Jugendforscher Professor Klaus Hurrelmann.

Fehlende Geborgenheit

Das fehlende Sich-eingebettet-Fühlen in eine kosmische Ordnung und in die Natur fördert das lebensschädliche Gefühl der Sinnlosigkeit und des Alleingelassenseins.

In Deutschland geht inzwischen ungefähr jede dritte Ehe in die Brüche. In den USA liegt die Zahl der Scheidungen noch höher. Die Menschen leiden unter mangelnder Geborgenheit in einer festen Gemeinschaft und unter dem Gefühl des Isoliertseins.

Die Sehnsucht nach einer festen religiösen Bindung besteht noch immer, vor allem bei jungen Menschen. Aber die Amtskirchen können den Menschen offenbar nicht mehr das bieten, was sie suchen. So haben Sekten leichtes Spiel.

Menschen mit pflanzlicher Ernährungsweise sind weniger Schadstoffen ausgesetzt

Nutzpflanzen nehmen Schadstoffe durch künstliche Düngung, durch Schädlingsbekämpfung sowie aus der Luft und über das Wasser auf.

Tiere, die sich von diesen Pflanzen ernähren, speichern die in den Pflanzen enthaltenen Schadstoffe im Laufe ihres Lebens in ihrem Körper. Ein Ausscheiden der Schadstoffe ist ihnen nur teilweise möglich. Zusätzlich gelangen Antibiotika und andere Medikamente, oft auch – verbotene – Hormone als Mastmittel auf direktem Wege in den Organismus der Tiere.

Beim Verzehr von Fleisch nehmen die Menschen die in den

Pflanzen *und* in den Tieren gespeicherten Giftstoffe in ihren Körper auf. Hinzu kommen weitere Gifte, die durch Einnahme von Medikamenten sowie durch Schadstoffe aus der Luft und aus dem Trinkwasser direkt in den Körper des Menschen gelangen. Nur einen Teil dieser Giftstoffe kann er wieder ausscheiden.

Bei vegetarischer Ernährung greift der Mensch direkt auf die Pflanzen als Nahrungsquelle zurück. Die in den Tieren konzentriert gespeicherten Schadstoffe nimmt er dagegen nicht auf. Menschen mit vegetarischer Ernährungsweise belasten ihren Körper daher weniger mit Giftstoffen.

Schadstoffe		
⇩	⇩	⇩
Pflanzen ⇨	**Tiere** ⇨	**Menschen**
⇩		⇧
↘		↗
⇨ ⇨ ⇨ ⇨ ⇨		

Der Mensch steht am Ende der Nahrungskette. Als Fleischesser nimmt er daher am meisten Schadstoffe auf.

Das Sympathische an der Ölziehkur: Keine wirtschaftlichen Interessen sind im Spiel

Die Ölkur ist als altes russisches Volksheilmittel von einer Generation zur nächsten weitergegeben worden, weil sie den Menschen wegen ihrer Heilwirkung auffiel. Das Sympathische an ihr ist: Kein Multi-Konzern, keine Handelskette, nicht einmal die Zunft der Ärzte und Heiler, niemand hat an der Verbreitung der Ölkur ein finanzielles Interesse. Sonnenblumenöl gibt es ohnehin in jeder Küche.

Erstverschlimmerungen: Anzeichen beginnender Entgiftung

Die meisten Menschen spüren schon bald die heilende Wirkung der Ölziehkur. Dennoch kann es, wie bei anderen Naturheilmethoden und dem Fasten auch, zu sogenannten Erstverschlimmerungen kommen. Da flackern manchmal alte Krankheitssymptome am Beginn der Ölkur wieder auf.

Alte Krankheitssymptome flackern manchmal wieder auf, ehe sie sich endgültig verabschieden

Müdigkeit, Unruhe, starkes und unangenehm riechendes Schwitzen, Kopfschmerzen, Schwindelgefühle, Herzklopfen, Schnupfen, Durchfall, psychische Verstimmungen wie Angst, Wut, Depressionen, Hautausschläge, Jucken und noch viele andere Beschwerden können auftreten. Sie sind harmlos und gelten eher als positives Zeichen: Die Therapie beginnt zu wirken. Der Organismus reagiert. Er fängt an, alte Gift- und Krankheitsstoffe auszuscheiden.

Meist lösen sich die zuletzt erworbenen Gifte zuerst. Doch manchmal melden sich auch alte Medikamentengifte, Impfschäden oder weiter zurückliegende, zuvor unterdrückte Krankheiten wieder. Das alles ist in Ordnung so. Es handelt sich um Begleiterscheinungen auf dem Weg zur Heilung.

Ruhe, Bewegung und viel Trinken

Am besten ist es, wenn Sie sich bei Auftreten von Erstverschlimmerungen viel Ruhe gönnen. Reichlich Bewegung an frischer Luft, Spaziergänge und leichte körperliche Arbeit wirken sich günstig aus. Wichtig ist vor allem, viel zu trinken, am besten Wasser oder Kräutertee. Die Trinkmenge sollte zwei bis drei Liter pro Tag betragen, damit der Körper die Schadstoffe ausschwemmen kann.

Hausputz im Körper

In Ihrem Körper findet jetzt großer Hausputz statt. Dabei wird nun einmal viel alter Schmutz aufgestöbert und herumgewirbelt.

Meist verschwinden die Erstverschlimmerungen, wenn sie überhaupt auftreten, schnell wieder.

Falls Sie bisher dreimal pro Tag das Ölziehen angewandt haben, könnten Sie es auf einmal pro Tag reduzieren oder schlimmstenfalls für ein paar Tage mit der Ölkur aussetzen. Die Beschwerden werden dann schnell abklingen.

Speiseöle, die sich besonders für die Ölziehkur eignen

In diesem Kapitel erhalten Sie einen Überblick über die wichtigsten Öle und ihre besondere Wirkung gegen bestimmte Krankheiten. Auch wenn man beim Ölziehen das Öl selbst nicht verzehrt, sondern es nur vorübergehend im Munde behält, spielt dennoch die Zusammensetzung und Beschaffenheit des Öls eine entscheidende Rolle. Denn nach allem, was wir bisher wissen, wirken bei der Ölziehkur heilende Schwingungen, die über die Mundschleimhaut auf den Körper übertragen werden. Darin ist die Wirkungsweise des Ölziehens mit der Homöopathie und anderen Naturheilmethoden vergleichbar. Nur hochwertiges Öl enthält die notwendigen Vitalstoffe und ihre positiven Schwingungen. Deshalb ist die Wahl des richtigen Öls ziemlich wichtig für den Erfolg einer Ölziehkur.

> **Welches Öl Sie auch immer wählen, um Ihre Ölziehkur durchzuführen: Achten Sie beim Kaufen darauf, daß Sie kaltgepreßtes Öl bekommen. Denn wenn das Öl bei der Gewinnung erhitzt wird, gehen wertvolle Inhaltsstoffe verloren. Entsprechende Hinweise über die Beschaffenheit des Öls finden Sie auf dem Etikett angegeben.**
> **Soweit möglich, sollte das Öl außerdem aus ökologischem Anbau stammen.**

Sonnenblumenöl

Sonnenblumen mit ihren ölhaltigen Kernen baut man vor allem in Rußland und im Südosten Europas an. Ihre ursprüngliche Heimat ist das sonnenverwöhnte Mexiko. Von dort brachten die Seefahrer sie mit nach Europa, und sie trat ihren Siegeszug quer über den ganzen Kontinent an. In der Ukraine erreichen die Sonnenblumenfelder oft eine ungewöhnliche Größe. Der Betrachter blickt dann auf ein Meer von Sonnenblumen, das bis zum Horizont reicht. Wen wundert es, wenn die Bevölkerung dort Sonnenblumenöl als besonders geeignet für das Ölziehen nutzt. Auch bei uns in Deutschland nimmt die Zahl der Sonnenblumenfelder in den letzten Jahren deutlich zu.

Sonnenblumen haben die Gewohnheit, den Stand ihrer Blüten immer zur Sonne hin auszurichten. So nehmen sie besonders viel an Lichtenergie auf. Vielleicht deshalb gilt das Sonnenblumenöl als besonders hochwertig. Es enthält einen hohen Anteil an Linolsäure sowie an Vitamin E, dem man verjüngende und die Zellen schützende Wirkung zuschreibt.

Das Öl der Sonnenblumenkerne hilft bei Hauterkrankungen, bei Funktionsstörungen von Leber und Gallenblase und bei Stoffwechselerkrankungen.

Neben ihrer abwehrsteigernden Kraft ist besonders die stimmungsaufhellende Wirkung der Sonnenblume in der Volksmedizin von Bedeutung. Als hilfreich gilt sie vor allem für lebensschwache Menschen, denen die Bürde ihrer Verantwortung zu schwer wird. Ihnen gibt die Sonnenblume nach alter Überlieferung Mut und Hoffnung. Ein volkstümlicher Brauch ist es, Kindern Amulettbeutel mit Sonnenblumenkernen gegen Alpträume und Fieber in die Wiege zu legen.

Olivenöl

Unter den Pflanzen, die besonders viel Sonnenenergie aufnehmen, ist der Olivenbaum eine der bemerkenswertesten. Es gibt kaum einen Baum, der mehr Sonne verlangt als er. Wo die Sonne die übrige Vegetation längst austrocknen läßt, regt sie im Olivenbaum die Ölbildung an. Man bezeichnet das Olivenöl als stoffgewordenes Sonnenlicht.

Durch seine scheinbar unerschöpfliche Regenerationskraft erreicht der Ölbaum oftmals ein ungewöhnliches Alter. Unter einigen Ölbäumen, die heute noch im Garten Gethsemane vor den Toren der Stadt Jerusalem stehen, soll sich Jesus bereits aufgehalten haben.

Im Islam gilt der Ölbaum als Symbol für Fruchtbarkeit und langes Leben. Um seine Langlebigkeit zu übertragen, salbten die Ägypter ihre Pharaonen mit Olivenöl.

Oliven ernten die Menschen in den Mittelmeerländern seit uralter Zeit. Die Früchte und das aus ihnen gewonnene Öl spielen dort in der Ernährung eine bedeutende Rolle. Bei uns gewinnt die sogenannte mediterrane Ernährungsweise neuerdings stark an Bedeutung. Sie ist untrennbar mit Olivenöl verbunden. In den Mittelmeerländern liegt die Herzinfarktrate bedeutend niedriger als bei uns. Die Ernährungsweise scheint dabei eine wichtige Rolle zu spielen. Allerdings ist sie sicherlich nicht die einzige Ursache. Das sonnige Klima und die gesamte Lebenseinstellung der Menschen könnten Unterschiede auch im Gesundheitszustand zur Folge haben.

Olivenöl ist reich an einfach ungesättigten Fettsäuren. Deshalb wirkt es sich sehr positiv auf Herz und Kreislauf aus. Es senkt einen erhöhten Cholesterinspiegel, insbesondere die „schlechten" LDL-Cholesterinwerte im Blut. Als Naturheilmittel setzt man Olivenöl seit jeher bei Erkrankungen von Leber und Gallenblase ein. Es ist magenfreundlich und leicht verdaulich.

Einreibungen mit Olivenöl sind ein bewährtes Hausmittel bei rheumatischen Beschwerden, Muskelverspannungen, Ischias und Sehnenscheidenentzündungen. Schon bei den alten Griechen hielten die Athleten ihre Muskeln durch Massagen mit Olivenöl geschmeidig.

Auch die heilige Hildegard von Bingen (1098-1179), die ja als eine der bedeutendsten frühen Heilerinnen gilt, nutzte die Heilwirkungen des Olivenöls. Sie wandte bei eitrigen Entzündungen und Abszessen in Bienenwachs getauchte und mit Olivenöl beträufelte Leinentücher an. Zur Reinigung von Wunden empfahl sie Ölwein, ein Gemisch aus gleichen Teilen Wein und Olivenöl.

Für Ihre Ölziehkur empfiehlt es sich, nur kaltgepreßtes Olivenöl zu verwenden. Im Handel trägt es Bezeichnungen wie „Natives

Olivenöl extra", „extra vergine", „Vierge extra" oder den Hinweis „kaltgepreßt". Es schmeckt leicht fruchtig und eignet sich besonders gut für die Ölziehkur.

Distelöl

Distelöl stellt man aus den Samenkernen der Färberdistel her. Diese Pflanze trägt ihren Namen, weil man sie im Mittelalter anbaute, um aus ihr einen gelbroten Farbstoff zu gewinnen. Heute braucht man sie fast ausschließlich wegen ihres Öls.

Distelöl enthält besonders viel an mehrfach ungesättigten Fettsäuren, nämlich bis zu 80 Prozent. Es ist reich an Vitamin E, senkt zu hohe Cholesterinwerte und wirkt vorbeugend gegen Arterienverkalkung.

Erdnußöl

Erdnußöl zählt in weiten Teilen der Welt zu den beliebtesten Speiseölen. Vor allem in der asiatischen Küche verwendet man es, weil es den Speisen ein unverwechselbares Aroma gibt. Erdnußöl ist reich an einfach und mehrfach ungesättigten Fettsäuren. Es hilft gegen Herz-Kreislauf-Erkrankungen und Arterienverkalkung sowie bei zu hohen Blutfettwerten. Außerdem wirkt es günstig bei Hautproblemen und Stoffwechselstörungen.

Kürbiskernöl

Viele der im Kürbiskernöl enthaltenen Mineralien und Vitamine entwässern den Körper. Sie wirken nervenstärkend, kräftigen die Muskeln und das Bindegewebe. Außerdem fördern sie den Stoffwechsel der Zellen. Kürbiskerne enthalten Delta-7-Sterole. Das sind Wirkstoffe, die sich bei Blasenproblemen im mittleren und höheren Lebensalter günstig auswirken. Bei Frauen kommt es häufig infolge einer Reizblase zu solchen Problemen, bei Männern auf Grund einer gutartigen Vergrößerung der Prostata.

Leinöl

Lein baute man früher vor allem an, um die Stengel der Pflanze zu Fasern für Leinenstoffe zu nutzen. Doch schon im vorigen Jahrhundert wurde aus den fetthaltigen Samen Öl gepreßt. Leinöl hat einen leicht bitteren Geschmack. In den Notzeiten der Kriege galten Pellkartoffeln mit Leinöl als ausgesprochene Delikatesse. Seit die Wissenschaft den hohen gesundheitlichen Wert dieses Öls bestätigte, entwickelte sich das Leinöl zum Geheimtip unter ernährungsbewußt lebenden Menschen.

Leinöl enthält einen außerordentlich hohen Anteil an dreifach ungesättigter Linolsäure. Sie stellt im Körper eine Vorstufe für bestimmte Gewebshormone, die Prostaglandine, dar. Außerdem ist Leinöl reich an Lezithin, das die Nerven stärkt und für eine gute Durchblutung sorgt. Am besten verwenden Sie es nur kalt. Beim Erhitzen können gesundheitsschädliche Stoffe entstehen. Leinöl hält sich nicht lange. Die einmal geöffnete Flasche sollte spätestens nach zwei Monaten aufgebraucht sein.

Maiskeimöl

Mais bauen die Indianer in Mexiko und in Peru seit ungefähr 3000 Jahren an. Er war für die einheimische Bevölkerung dort lange Zeit das wichtigste Nahrungsmittel. Nach der Entdeckung Amerikas kam der Mais nach Europa und Afrika. Bei uns setzte sich der Maisanbau erst nach dem Zweiten Weltkrieg in der Landwirtschaft stärker durch.

Das Öl stammt aus den weißen Trieben der Maiskörner. Es enthält etwa zur Hälfte mehrfach ungesättigte Fettsäuren und ist reich an der Nervennahrung Lezithin. Außerdem enthält es das für die Blutgerinnung wichtige Vitamin K und sehr viel Vitamin E.

Die Volksmedizin schreibt dem Maiskeimöl heilende Wirkung bei Heuschnupfen, Asthma und Migräne zu.

Nußöle

Die aus Hasel- oder Walnüssen gewonnenen Öle werden meist kalt gepreßt. Sie gelten als Spezialität für Feinschmecker. Ihr Anteil an mehrfach ungesättigten Fettsäuren liegt bei mehr als 70 Prozent. Haselnußöl enthält reichlich einfach ungesättigte Fettsäuren. Sie wirken sich positiv auf die Herz- und Kreislauftätigkeit aus. Nußöle sind reich an lebenswichtigen Mineralstoffen und an Vitaminen. Walnußöl ist stark jodhaltig und kann dem weit verbreiteten Jodmangel vorbeugen.

Da Nußöle leicht ranzig werden, sollten Sie sie nur in kleinen Mengen einkaufen. Ihr Geschmack ist kräftig.

Rapsöl

Rapspflanzen zählen bei uns zu den wichtigsten Ölpflanzen. Inzwischen gewinnt man selbst Bio-Dieselöl aus ihnen. Früher war das Öl aus den schwarzen Samen nicht übermäßig beliebt. Es schmeckte etwas bitter. Inzwischen gelang es den Experten, den hohen Anteil an bitterer Erucasäure wegzuzüchten. Seitdem setzt sich das Rapsöl in der gesundheitsbewußten Küche immer stärker durch.

Rapsöl enthält einen hohen Anteil an einfach ungesättigten Fettsäuren und reichlich Vitamin E. Hinzu kommen Karotinoide, eine Vorstufe von Vitamin A. Sie sind für gute Sehfähigkeit verantwortlich. Rapsöl kräftigt das Herz, senkt erhöhte Cholesterinwerte, stabilisiert den Kreislauf und wirkt vorbeugend gegen Arterienverkalkung.

Sesamöl

In Asien gewinnt man seit Jahrtausenden aus der Sesampflanze Öl. Dieses Öl wird aus gerösteten Sesamsamen gepreßt. Es schmeckt mild nußähnlich.
   Sesamöl besteht zu 42 Prozent aus einfach ungesättigten und zu 45 Prozent aus mehrfach ungesättigten Fettsäuren. Es enthält natürliche Bestandteile, die sein Oxydieren verhindern. Daher bleibt dieses Öl lange haltbar.
   Sesamöl regt die Verdauung an und beruhigt den Magen. Außerdem stärkt es die Milzfunktion, wirkt sich günstig auf die Blutflüssigkeit sowie auf die Blutbeschaffenheit überhaupt aus. Schon innerhalb weniger Wochen ist es imstande, die Zahl der roten Blutkörperchen stark zu erhöhen. So verbessert sich die Sauerstoffversorgung der Zellen und des gesamten Organismus deutlich. Durch seinen hohen Lezithingehalt stärkt Sesamöl außerdem das Gedächtnis und sorgt für starke Nerven.

Sojaöl

Sojabohnen zählen auf der ganzen Welt zu den beliebtesten Ölpflanzen. Das Sojaöl ist reich an mehrfach ungesättigten Fettsäuren, Lezithin und den darin enthaltenen nervenstärkenden B-Vitaminen Cholin und Inosito. Von allen Ölsorten enthält es am meisten Vitamin A und gilt daher als besonders geeignet zur Stärkung der Sehkraft.
   Sojaöl wird häufig durch heißes Pressen gewonnen, denn der Fettgehalt der Sojabohnen ist niedrig. Daher ist kaltgepreßtes Sojaöl verhältnismäßig teuer. Es schmeckt neutral und ist besonders in der asiatischen Küche beliebt.

Traubenkernöl

Mit Hilfe eines aufwendigen Verfahrens gewinnt man das Traubenkernöl aus den Kernen der Weinbeeren.
  Einige seiner Inhaltsstoffe wirken vorbeugend gegen Alterserscheinungen und stärken die Gedächtnisfunktion. Einzelne im Öl wirksame Pflanzenstoffe bilden einen sehr wirksamen Schutz gegen freie Radikale und schützen vor einer Vielzahl von Krankheiten, auch vor Krebs.

Weizenkeimöl

Das Öl gewinnt man überwiegend durch Kaltpressung aus den Keimlingen des Getreidekorns. Es gilt als besonders hochwertig.
  Weizenkeimöl enthält reichlich ungesättigte Fettsäuren, vor allem aber sehr viel Vitamin E, nämlich 220 Milligramm pro 100 Milliliter. Damit ist es das an Vitamin E reichste Nahrungsmittel überhaupt. Ungefähr zwei Eßlöffel dieses Öls decken den täglichen Bedarf an Vitamin E. Besonders eignet es sich zur Stärkung von Herz und Kreislauf, zur Vorbeugung gegen Arterienverkalkung und um allgemein die Immunabwehr zu stärken.
  Das Öl schmeckt getreideähnlich. Es ist sehr empfindlich gegen Licht und Luft. Daher sollte die einmal geöffnete Flasche gut verschlossen im Kühlschrank aufbewahrt und möglichst innerhalb von zwei Monaten verbraucht werden.

So können Sie Öl mit einer besonderen Geschmacksnote leicht selbst herstellen

Manchen Menschen schmeckt Pflanzenöl in seiner reinen Beschaffenheit zu fad. Sie mögen es daher während ihrer Ölziehkur einfach nicht jeden Tag 20 bis 30 Minuten lang im Mund behalten. Für sie eignen sich die folgenden Tips. Mit ihrer Hilfe können Sie sich leicht selbst ein aromatisches und wohlschmeckendes Öl für Ihre Ölziehkur herstellen.

Die Grundlage für ein schmackhaftes Kräuteröl

Als Grundlage eignet sich das fruchtig schmeckende Olivenöl. Ebensogut können Sie aber neutraler schmeckendes Öl verwenden, z.B. Sonnenblumen-, Soja-, Maiskeim-, Weizenkeim- oder Distelöl.

Aromastoffe

Als Aromastoffe können Sie nun allerlei getrocknete Kräuter zusetzen. So erhält das Öl eine eigene Geschmacksrichtung. Als Aromastoffe eignen sich beispielsweise Kräuter wie Basilikum, Rosmarin, Thymian, Oreganum, Minze. Für ¾ Liter Kräuteröl brauchen Sie etwa sechs getrocknete Basilikumzweige oder die entsprechende Menge der genannten Kräuter aus einer Gewürztüte. Die Kräuter müssen ganz trocken sein.

Zubereitung

Füllen Sie die Kräuter in eine Flasche aus dunklem Glas. Gießen Sie so viel Öl darüber, daß die Kräuter vollständig bedeckt sind. Lassen Sie das Öl nun in der verschlossenen Flasche zwei bis drei Wochen lang bei Zimmertemperatur ziehen. Gießen Sie dann das Ganze durch ein Sieb, um die Kräuter herauszufiltern.

Knoblauchöl selbst herstellen

Statt der Kräuter können Sie auch Knoblauchzehen verwenden, um ein schmackhaftes Öl selbst herzustellen.

Die Zutaten

Für ¾ Liter Knoblauchöl brauchen Sie zehn bis zwölf halbierte Knoblauchzehen.

Zubereitung

Füllen Sie die Knoblauchzehen in eine Flasche aus dunklem Glas. Gießen Sie das Öl darüber. Lassen Sie das Ganze zwei bis drei Wochen bei Zimmertemperatur stehen. Trennen Sie dann die Knoblauchzehen vom Öl.
Die Zehen sind ebenso wie das Knoblauchöl selbst wohlschmeckend.

Ihrer Fantasie sind keine Grenzen gesetzt

Ihr selbsthergestelltes Kräuter- oder Knoblauchöl eignet sich übrigens hervorragend als Geschenk.
Die hier angegebenen Rezepte sind nur als Beispiele gedacht. Es gibt darüber hinaus noch viele andere Geschmacksrichtungen, nach denen Sie ein aromatisches Öl selbst herstellen können. Daher besteht keine Notwendigkeit, sich starr an Rezepte zu halten. Ein weites Feld steht Ihnen offen, beim Herstellen von gewürzten Ölen zu experimentieren und selbst Ihre Erfahrungen zu sammeln.

Heilkräuterzusätze für Ihre Ölziehkur

Kräuterzusätze eignen sich nicht nur als Würze, um dem Öl eine bestimmte Geschmacksrichtung zu geben. Mit Hilfe bestimmter Heilkräuter können Sie auch die Richtung bestimmen, in der Ihre Ölkur Heilwirkung entfalten soll.

Hierzu ein **Beispiel**:

Johanniskraut (Herb. Hyperici perf.) gilt schon seit Paracelsus (1493 oder 1494 bis 1541) als besonders wirksames Sonnenheilmittel. Selbst in der modernen Schulmedizin verordnen es die Ärzte inzwischen sehr häufig, seit sich herausgestellt hat, daß es mindestens ebenso wirksam ist wie die entsprechenden von der Pharmaindustrie entwickelten Medikamente. Nur treten beim Johanniskraut eben keine nennenswerten Nebenwirkungen auf.

Johanniskraut hilft unter anderem gegen Störungen des Zentralnervensystems, gegen Depressionen im Alter und im Klimakterium, gegen Wetterfühligkeit und Migräne. Wenn Sie unter solchen Krankheitserscheinungen leiden, können Sie sich selbst für Ihre Ölziehkur ein besonders wirksames, auf Ihren persönlichen Bedarf hin zugeschnittenes Heilöl herstellen.

Dazu kaufen Sie sich in der Apotheke getrocknetes Johanniskraut (das gibt es als Tee). Wie oben beschrieben, füllen Sie es in eine Flasche und gießen das Speiseöl darüber, das Sie für Ihre Ölziehkur verwenden möchten. Lassen Sie den Ansatz zwei bis drei Wochen bei Zimmertemperatur stehen. Dann filtern Sie das Johanniskraut heraus und beginnen mit Ihrer Ölziehkur.

In ähnlicher Weise können Sie mit anderen Heilkräutern verfahren, die als Tee erhältlich sind. Probieren Sie es! Sammeln Sie selbst Ihre Erfahrungen!

Öl mit Zitrone

Vielleicht haben Sie ja keine Lust, für Ihre Ölziehkur erst einen Ansatz aus Öl und Kräutern anzusetzen, um den Geschmack zu verbessern. Dann gibt es für Sie noch eine einfachere Lösung: Fügen Sie einfach dem Öl ein paar Tropfen Zitronensaft zu. So erhält das Öl einen frischen Geschmack, der Ihnen das Durchführen der Ölziehkur vielleicht sehr erleichtern wird. Denn Freude sollte die Kur schon bereiten, wenn Sie längere Zeit durchhalten wollen.

Die unterschiedliche Heilwirkung der verschiedenen Speiseöle: ein Überblick

Viele Speiseöle wirken besonders günstig gegen bestimmte Krankheiten. Indem Sie das am besten geeignete Öl auswählen, können Sie die Wirkung Ihrer Ölziehkur verstärken.

Borretschöl	Bei Neurodermitis, chronischen Hauterkrankungen und depressiven Verstimmungen, soweit sie hormonell bedingt sind.
Distelöl	Senkt zu hohe Cholesterinwerte, hilft gegen vorzeitige Alterserscheinungen und gegen Arterienverkalkung.
Erdnußöl	Gegen Hautprobleme und Stoffwechselstörungen; vorbeugend gegen Herz-Kreislauf-Erkrankungen.
Haselnußöl	Gegen Husten und zur Stärkung der Lungen.
Hanföl	Bei Neurodermitis und juckenden Hautkrankheiten.
Kürbiskernöl	Bei vergrößerter Prostata, Beschwerden beim Wasserlassen und Reizblase.
Leinöl	Stärkt Leber- und Gallenblase, vorbeugend gegen Herz-Kreislauf-Erkrankungen, regt die Verdauung an, fördert den Auswurf bei Husten und Bronchitis, wirkt entschlackend.
Maiskeimöl	Bei Hautausschlägen, Asthma, Heuschnupfen und Migräne.

Mandelöl	Gegen Entzündungen, Verschleimungen sowie Magen- und Darmprobleme.
Nachtkerzenöl	Bei depressiven Verstimmungen in den Wechseljahren, im Wochenbett und vor Eintritt der Regel.
Olivenöl	Stärkt die Funktion von Leber und Gallenblase, vorbeugend gegen Herz-Kreislauf-Erkrankungen, gegen Schnupfen, Bronchitis und rheumatische Beschwerden.
Rapsöl	Schützt vor der schädlichen Wirkung von Zellgiften und wirkt vorbeugend gegen arterielle Beschwerden.
Rizinusöl	Wirkt abführend, wenn man es einnimmt; bei äußerlicher Anwendung entzündungshemmend; fördert die Heilung kleinerer Wunden und erleichtert die Haut- und Haarpflege.
Sesamöl	Regt die Verdauung und die Gedächtnisleistung an.
Sojaöl	Stärkt Leber- und Gallenfunktion, schützt die Zellen, wirkt vorbeugend gegen vorzeitige Alterserscheinungen und stärkt die Nerven.
Sonnenblumenöl	Stärkt die Funktion des Stoffwechsels, der Nerven, Leber und Gallenblase.
Traubenkernöl	Schützt die Zellen gegen schädliche Einflüsse und stärkt das Immunsystem.
Walnußöl	Stärkt Herz- und Kreislauffunktion, fördert die Tätigkeit der Gallenblase und reguliert die Verdauung.
Weizenkeimöl	Schützt vor Zellgiften, stärkt die körpereigene Abwehr, die Haut und das Bindegewebe; hilft gegen vorzeitige Alterserscheinungen.

Worauf Sie beim Einkaufen und beim Aufbewahren des Öls für Ihre Ölziehkur achten sollten

- Steht auf dem Etikett der Ölflasche nur „Pflanzenöl", so handelt es sich nicht um Öl einer bestimmten Sorte, sondern um eine Mischung aus unterschiedlichen Pflanzenölen z.B. aus Sonnenblumen, Leinsamen, Erdnüssen, Raps usw.

- Pflanzenöl ist lichtempfindlich. Deshalb ist es meist in Dosen oder in Flaschen aus dunklem Glas abgefüllt. Wenn Sie Öl in hellem Glas erhalten, empfiehlt es sich, die Flasche dunkel zu lagern.

- Angebrochene Flaschen bewahren Sie am besten in einem kühlen Raum oder im Kühlschrank auf.

- Manche Ölsorten, z.B. Erdnuß- oder Olivenöl, können in kaltem Zustand trüb und flockig aussehen. Mit ihrer Qualität hat das nichts zu tun. Bei Zimmertemperatur bekommen sie schnell wieder ihre normale Beschaffenheit.

- Angebrochene Flaschen sollten nach dem Gebrauch wieder gut verschlossen werden. Einige Ölsorten (z.B. Nußöl) halten sich nicht sehr lange und sollten möglichst nach spätestens zwei Monaten aufgebraucht sein.

- Damit Öl nicht ranzig wird, wenn die Flasche einmal geöffnet ist, kaufen Sie am besten in kleineren Viertelliterflaschen ein. So erreichen Sie, daß das Öl nicht so leicht an Aroma, Vitaminen und anderen darin enthaltenen wertvollen Bestandteilen verliert.

- Soweit Sie es bekommen können: Kaufen Sie für Ihre Ölziehkur möglichst Öl aus ökologischem Anbau.

Testen Sie selbst:
Wie stark ist Ihre körpereigene Abwehr?

In diesem Kapitel bekommen Sie Gelegenheit, einen kleinen Test durchzuführen. Wenn Sie die hier wiedergegebenen Fragen für sich selbst offen beantworten, erfahren Sie mehr über den Zustand Ihres Immunsystems. Dieser Test [12] kann Ihnen Hinweise darauf geben, ob Ihre körpereigene Abwehr geschwächt ist und wo besondere Risiken für Sie liegen.

Jede Frage, die Sie ankreuzen, gilt als „stimmt" und zählt einen Punkt.

Mein Gesundheitszustand

- Ich leide mehr als dreimal im Jahr unter einer Erkältungskrankheit, die behandelt werden muß.
- Ich leide mehr als zweimal pro Jahr unter einer anderen Virusinfektion.
- Bei mir treten häufig Herpesbläschen auf.
- Ich hatte innerhalb der vergangenen zwölf Monate eine Gürtelrose (Virusinfektion).
- Bei mir treten öfters Magen- und Darminfekte auf.
- Ich hatte in den letzten Jahren mehrfach Pilzerkrankungen an der Haut oder an den Schleimhäuten (gemeint sind die Schleimhäute in Mund, Darm oder Scheide)
- Ich leide unter einer Stoffwechselkrankheit, z.B. Diabetes.
- Ich nehme täglich drei oder mehr Medikamente ein.

---

[12] Nach Prof. Karlheinz Schmidt, Universität Tübingen; Kautzmann/Miketta 1998, 179

- Wunden heilen bei mir schlecht.
- Ich habe manchmal Probleme mit chronischen Entzündungen.
- Ich hatte im letzten Jahr eine schwere Verletzung oder eine Operation unter Narkose.
- In meiner Familie kommen Infekte, chronische Erkrankungen oder Krebs häufiger als bei anderen vor.

Meine Lebensführung

- Ich achte nicht besonders auf gesunde Ernährung. Frisches Obst, Gemüse, Vitamine, Mineralstoffe oder Spurenelemente spielen bei meiner Ernährung keine wichtige Rolle.
- Ich faste regelmäßig oder mache immer mal wieder eine Diät mit weniger Kalorien.
- Ich habe Untergewicht.
- Ich treibe nie Sport.
- Ich trainiere häufig bis zur Erschöpfung.
- Ich bin Zigarettenraucher.
- Ich trinke täglich größere Mengen an alkoholischen Getränken.
- Ich lege mich oft lange in die pralle Sonne oder setze mich öfters einer starken UV-Strahlung aus (am Meer, im Hochgebirge oder durch künstliches UV-Licht, z.B. Sonnenbank).
- Ich lebe meist nicht in Einklang mit meinem natürlichen Biorhythmus, oder ich schlafe oft unregelmäßig (beispielsweise durch Schlafstörungen infolge von Zeitverschiebung, Nachtarbeit oder „Durchfeiern").
- Ich komme zu Hause oder an meinem Arbeitsplatz wahrscheinlich öfters mit giftigen Stoffen in Berührung.

- Ich stehe immer wieder unter Zeitdruck.
- Ich habe fast jeden Tag mit Menschen zu tun, die ich nicht leiden mag.
- Ich leide oft unter Angst oder fühle mich bedroht.
- Ich fühle mich häufig von Menschen, die mir wichtig sind, zurückgewiesen.
- Es fällt mir schwer, mich zu entspannen.
- Ich bin mit meiner Partnerschaft oder mit meinen zwischenmenschlichen Beziehungen unzufrieden.
- In meinem Leben geschieht wenig, was mir Schwung gibt (z.B. durch interessante neue Aufgaben, indem ich Herausforderungen meistere, Freude am Leben spüre oder mich körperlich bewege).

Mein Lebensalter

- Ich bin jünger als 40 Jahre   2 Punkte
- Mein Alter liegt zwischen 40 und 60 Jahren   4 Punkte
- Ich bin älter als 60 Jahre   6 Punkte

Auswertung

Zählen Sie nun zusammen, wie oft Sie eine Aussage angekreuzt haben. Rechnen Sie Ihre Alterspunktzahl hinzu. So erhalten Sie Ihre Gesamtpunktzahl.

Wenn Ihr Ergebnis zwischen 2 und 15 Punkten liegt:

Bei Ihnen sind keine nennenswerten Risiken für eine Immunschwäche erkennbar. Soweit störende Einflüsse auf Ihr körpereigenes Abwehrsystem vorhanden sind, halten sie sich in engen Grenzen. Mit einer Ölziehkur können Sie vorbeugend dafür sorgen, daß Sie weiter so gesund bleiben wie bisher.

Wenn Ihr Ergebnis zwischen 16 und 25 Punkten liegt:

Ihr Immunsystem kann schon durch negative Lebensumstände oder durch frühere Erkrankungen beeinträchtigt sein. Hilfreich könnte für Sie sein, wenn Sie einmal alle Punkte durchgehen, die Sie unter dem Abschnitt „Meine Lebensführung" angekreuzt haben. Vermeiden Sie möglichst viele dieser Risikofaktoren. Eine Ölziehkur könnte Ihnen helfen, Ihre Abwehrkraft zu stärken.

Wenn Ihr Ergebnis zwischen 26 und 35 Punkten liegt:

Ihr Immunsystem ist erheblich belastet. Diese Belastung kann auf bereits bestehende Krankheiten oder auf Ihren Lebensstil zurückzuführen sein. Ihr Risiko gegenüber unterschiedlichen Infektionskrankheiten erhöht sich deutlich. Konkret bedeutet das: Sie müssen nicht krank sein oder in absehbarer Zeit krank werden. Aber auf Grund Ihres geschwächten Immunsystems können Sie an einer Infektion durch Bakterien, Viren, Pilze oder Parasiten erkranken, die anderen Menschen nichts ausmacht, wenn sie dem gleichen Erreger in gleichem Maße ausgesetzt waren. Ändern Sie möglichst viele der Risikofaktoren, die Sie unter der Überschrift „Meine Lebensführung" angekreuzt haben. Auch ist eine genauere Untersuchung Ihrer Immunabwehr durch Ihren Arzt zu empfehlen. Eine Ölziehkur ist für Sie sehr zu empfehlen, damit Sie gesund bleiben bzw. Ihre volle Gesundheit wiedererlangen.

Wie der Arzt feststellen kann, ob eine Immunabwehrschwäche vorliegt

Die Blutwerte untersuchen

Anhand einer genauen Blutuntersuchung in einem Labor lassen sich die Immunglobuline A, G, E und M bestimmen. Außerdem mißt man die Zahl der im Blut vorhandenen Antikörper, der besonderen T-, B- und Killerzellen sowie die Aktivität der sogenannten Freßzellen (Makrophagen). Die Kosten für eine solche Untersuchung liegen zwischen 250 und 500 DM.

Größere Abweichungen von den normalen Werten findet man allerdings meist nur bei schweren Immunstörungen. Deshalb genügt es nicht allein, einen Immunstatus vorzunehmen. Zusätzlich müssen die Patientinnen und Patienten ein Erkältungstagebuch führen. Eine gründliche Untersuchung durch den Arzt ist notwendig, bei der er auch auf den Lebensstil näher eingeht. Die Zahlenwerte der Bluttests allein sagen wenig aus. Entscheidend ist, daß die Abwehrzellen gut funktionieren. Hundert Killerzellen nutzen wenig, wenn 80 von ihnen nicht fit sind. 60 voll aktive Killerzellen bewirken weit mehr an Abwehrleistung.

Der Stempeltest

Mit Hilfe eines Stempeltests kann der Arzt innerhalb von 48 Stunden die Reaktion des Körpers auf sieben Stoffe ablesen. Dazu drückt er einfach eine Art Stempel auf die Haut. Der Stempelhauttest Immignost (früher Multitest Mérieux) eignet sich als preisgünstigere Kontrolle der körpereigenen Abwehr. Die Kosten betragen etwa 50 DM.[13]

---

[13] Kautzmann/Miketta 1998, 176

Können wir unsere körpereigene Abwehr selbst beeinflussen?

Nach einer repräsentativen Umfrage des Nachrichtenmagazins FOCUS gehen 78,4 Prozent der Bevölkerung davon aus, daß jeder seine körpereigene Abwehr selbst stark beeinflussen kann. Fast 80 Prozent vertrauen auf eine gesunde Ernährung mit viel Gemüse und Obst. Knapp 60 Prozent setzen auf die Wirkung des Sports zur Immunstärkung. Jeder zweite meidet seiner gesundheitlichen Abwehrkraft zuliebe Nikotin, Alkohol und Streß oder setzt Vitamine und andere immunstärkende Mittel ein, sobald die Erkältungswelle rollt.

Was unserem Immunsystem aber tatsächlich die nötige Abwehrkraft gibt, darüber rätseln die Wissenschaftler immer noch. Die tägliche Auseinandersetzung mit Krankheitserregern scheint wichtig zu sein. Sie hält unser Immunsystem auf Trab. Es braucht Training, damit es gut funktioniert.

Wie unser Immunsystem arbeitet

Milliarden von Immunzellen und Antikörpern schützen unsere Gesundheit und damit unser Leben. Sie benutzen dafür raffinierte Angriffsmethoden und Täuschungsmanöver. Selbstmordkommandos sind ständig unterwegs. Freßzellen verleiben sich Bakterien ein und lösen den Vernichtungsprozeß durch T-Zellen aus. Hochgradig anpassungsfähige B-Zellen stellen fast immer die passenden Antikörper (Immunglobuline) her. Killerzellen spielen vor allem bei der Jagd nach Viren und Krebszellen eine entscheidende Rolle. Die unterschiedlichen Abwehrkommandos sind sogar imstande, ihre Einsatzstrategien mit Hilfe besonderer Botenstoffe untereinander abzusprechen.

Wie Sie Ihr Immunsystem stärken können

In erster Linie sind Entgiftungsmaßnahmen hilfreich, wenn Sie Ihr Immunsystem wieder auf die Beine bringen wollen. Außerdem läßt sich über Änderungen der Lebensführung meist mit ein wenig gutem Willen viel erreichen.

- Führen Sie über mehrere Monate die Ölziehkur durch.

- Trinken Sie jeden Tag möglichst zwei bis drei Liter einwandfreies Wasser oder Kräutertee.

- Fasten Sie nach der in diesem Buch beschriebenen Methode. Oder legen Sie zumindest einen Tag pro Woche einen Fasten- bzw. einen Teilfastentag ein.

- Überprüfen Sie Ihre Ernährungsgewohnheiten und verändern Sie sie nötigenfalls. Essen Sie viel Frischkost, Vollkornbrot, Gemüse und Obst. Verzichten Sie möglichst auf Zucker, Weißmehlprodukte, Kaffee, Alkohol und auf Rauchen. Denn diese Konsumgewohnheiten rauben Ihrem Körper wertvolle Vitamine und führen ihm reichlich Schadstoffe zu.
Schränken Sie den Verzehr tierischer Fette möglichst ein und verwenden Sie wertvolle Pflanzenöle.

- Sorgen Sie für reichlich Bewegung an frischer Luft. Üben Sie die Sportarten aus, die Ihnen Freude bereiten. Mit lästigen Pflichtübungen hält man meist nicht lange durch. Wenn Sie keinen Sport an der frischen Luft treiben, genügt es auch, regelmäßig jeden Tag spazieren zu gehen oder Rad zu fahren.

- Freude stärkt Ihr Immunsystem. Ärger, Sorgen und negative Gedanken schwächen nachweislich die körpereigene Abwehr. Wichtig ist deshalb, daß Sie jeden Tag möglichst viele Dinge tun, die Ihnen Freude bereiten.

- Vermeiden Sie Streß, indem Sie sich entspannen. Führen Sie jeden Tag eine Entspannungsübung von 20 bis 30 Minuten Dauer durch. Geeignet sind Meditationsübungen unterschiedlicher Art ebenso wie Autogenes Training. Wichtig ist, daß Sie sich jeden Tag eine feste Zeit für Ihre Entspannungsübungen reservieren, in der niemand Sie stört.

Hilfen für die Immunabwehr: Stärken Sie Ihre körpereigenen Killerzellen durch die richtige Ernährung

Die folgende Tabelle gibt Ihnen einen Überblick über die wichtigsten Vitamine und Spurenelemente und Ihre Wirkungsweise. Außerdem erfahren Sie, in welchen Nahrungsmitteln diese Vitalstoffe vorkommen.

Wirkstoff	Wirkung auf das Immunsystem	Die wichtigsten Nahrungsquellen
Vitamin A	Schützt die Haut und die Schleimhäute; regt verschiedene Abwehrzellen an.	**Kommt nur in tierischer Nahrung vor, vor allem in Milch, Milchprodukten, Käse, Leber und Thunfisch**
Vitamin C	Spielt eine wichtige Rolle bei der Bakterienabwehr; schützt vor den schädlichen freien Radikalen; fördert die Arbeit der für die Abwehr zuständigen T-Zellen.	**Obst und Gemüse; besonders in Sanddorn, Paprika, Brokkoli und in Zitrusfrüchten enthalten**
Vitamin E	Schützt die Zellen gegen freie Radikale.	**Pflanzliche Fette und Öle, Milchprodukte, Nüsse, Fisch**

Vitamin B 6	Spielt eine wichtige Rolle bei der Bildung von Immun-Abwehrzellen, vor allem bei Produktion der T- und B-Zellen und von Antikörpern.	**Pflanzenkeime, Lachs, Sardinen, Sojabohnen, Walnüsse, Leber**
Beta-Carotin	Dieser in Pflanzen enthaltene Stoff ist eine Vorstufe zu Vitamin A. Er schützt gegen freie Radikale und stärkt die Bildung von Abwehrzellen.	**Möhren, roter Paprika, dunkelgrünes Gemüse wie beispielsweise Grünkohl oder Spinat**
Lipide	Fettsäuren sind wichtige Bestandteile der Immunzellen. Der Körper braucht sie, um Gewebshormone herzustellen.	**Fischöl; mehrfach ungesättigte Fettsäuren vor allem in Rapsöl und Sojaöl**
Zink	Besonders wichtig für das Bilden der Immunzellen im Thymus; beeinflußt Zahl und Aktivität der Abwehrzellen. Zink ist als Spurenelement notwendig. Zuviel ist eher schädlich.	**Meeresfrüchte, besonders Austern; Fleisch, Eier, Milchprodukte**
Selen	Wichtig für die Heilung bei Entzündungsprozessen; fördert das Bilden von Botenstoffen.	**Vollkornprodukte, Fleisch, Fisch, Avokado**
Eisen	Zu wenig und zuviel davon sind schlecht für die körpereigene Abwehrleistung.	**Rotes Fleisch, Leber, Gemüse, Vollkorn**
Lycopin	Dieser rote Farbstoff fängt die schädlichen freien Radikalen ab. Er regt die roten Blutkörperchen zur Vermehrung an und stärkt die Produktion des für die Immunabwehr wichtigen Botenstoffes Interleukin 2.	**Tomaten in verarbeitetem Zustand, z.B. als Soße, Suppe, Saft, Ketchup**

Fasten, um die Entgiftungswirkung der Ölziehkur zu unterstützen

Fasten ist eine hervorragend geeignete Möglichkeit, um die Entgiftung des Körpers durch die Ölziehkur zu unterstützen. Während des Fastens zehrt der Körper von seinen Reserven. Vor allem geht er an den Verbrauch seiner Fettvorräte. Dabei werden alte Schlacken und Giftstoffe freigesetzt und anschließend ausgeschwemmt.

Fasten heute

Heilfasten spielt seit Jahrtausenden in den unterschiedlichsten Kulturen eine wichtige Rolle als Möglichkeit, den Körper von Schlacken und Giften, die sich im Laufe der Zeit angesammelt haben, zu reinigen.

In unserer Zeit bekommt das Fasten einen neuen Stellenwert. Gruppen verbinden sich, um gemeinsam zu fasten. Manchmal, aber keineswegs immer, geht es ihnen um eine religiöse oder politische Aussage bei ihrer Fastenaktion, z.B. wenn sie sich mit den Hungernden in der Welt solidarisch erklären. Oft verbindet man Fasten heute mit meditativen Übungen. Denn neben der körperlichen Entgiftung stellt sich beim Fasten zugleich eine erhöhte psychische Sensibilität ein. Oft tritt altes unerledigtes Konfliktmaterial hervor und kann jetzt besonders günstig bearbeitet werden. Ein Teilnehmer an einer Fasten- und Meditationsgruppe beschreibt dieses veränderte Lebensgefühl so:

„Erst jetzt, während ich faste, weiß ich, wie ich gemeint bin. Eine tiefe Ruhe ist in mir. Ich bin körperlich nicht mehr so stark wie vorher, aber auch nicht mehr so getrieben. Ich sehe alles ungewöhnlich klar und hell. Alle meine Empfindungen sind wacher. In mir ist ein starkes Gefühl, mich selbst besiegt und überwunden zu haben. Ich bin ein neuer Mensch. Obwohl ich an Körperkraft jetzt schneller an meine Grenzen stoße, ist das sichere Gefühl in mir: Ich werde alle Schwierigkeiten, die in meinem Leben noch auf mich warten, meistern können."

Die tägliche Nahrungsaufnahme verläuft bei den meisten Menschen achtlos und selbstverständlich. Dagegen führt uns der bewußte Verzicht auf diese Annehmlichkeit in eine Grenzsituation. Wir erleben, wozu wir imstande sind. Der Erfolg, sich selbst überwunden zu haben, gibt uns ungeahnte Kraft. Diese Seite des Fastens wird meist übersehen. Dabei ist unsere moderne Welt so arm geworden an Möglichkeiten, unmittelbare Grenzerfahrungen zu erleben. Andere regeln schon alles für uns: angefangen bei den fertig abgepackten Mittagsmahlzeiten bis hin zu den im Sommer wie im Winter gleichmäßig temperierten Räumen, in denen wir unser Leben zubringen. Fasten ist in unserer Zeit auch ein Versuch, aus diesem lauwarmen Zivilisationsbrei, der uns umgibt, herauszukommen und das Leben wieder selbst in die Hand zu nehmen. Hunger und Kälte sind, so gesehen, Freunde des Menschen, weil sie ihn herausfordern. Hunger und Kälte zwingen unseren Organismus zu reagieren. Sie ermöglichen ihm ursprüngliche Lebenserfahrungen, die bei uns sehr selten geworden sind. Ohne sie ist ein gesundes Leben letztlich aber nicht möglich. Denn Leben bedeutet auch, auf ständig neue Anforderungen reagieren zu können.

Fasten in der Natur

Fasten ist nichts Künstliches. In der Natur gehört wochen- und monatelanges Fasten zum festen Jahresrhythmus vieler frei lebender Tiere. Das gilt für Hochgebirgswild wie Steinbock und Gemse zum Beispiel, aber ebenso für Fische und Vögel. Lachse fasten, während sie flußaufwärts ziehen, viele Hunderte Kilometer zurücklegen und laichen. Die Zugvögel fasten während der größten Anstrengungen eines Jahres, dem Flug oft über 5000 Kilometer in den Süden und am Ende des Winters wieder zurück in den Norden, in Zeiten größter Hochleistung also.

Fasten bei Krankheiten

Tiere, die noch nicht übermäßig von der Natur entfremdet sind, verweigern die Nahrungsaufnahme, wenn sie sich eine schwere Verletzung oder eine Krankheit zugezogen haben: Sie fasten. Genauso reagieren Säuglinge und kleine Kinder. Sie verhalten sich unbewußt richtig. Ihr kranker Organismus holt sich die zur Heilung notwendige Energie aus den körpereigenen Vorräten und nicht aus zugeführter Nahrung. Der Körper spart dadurch Kraft. Denn rund dreißig bis vierzig Prozent der mit der Nahrung aufgenommenen Energie werden für die Stoffwechseltätigkeit verbraucht. Entlastet man den Körper von dieser Arbeit, so kann er sich mit aller ihm zur Verfügung stehenden Kraft dem Heilungsprozeß widmen.

Ziele des Fastens

Für viele Menschen ist Fasten ein Anreiz, einige überzählige Pfunde abzuspecken. Aber während der Fastenzeit können Sie sich auch sehr gut aus der Abhängigkeit von Medikamenten und Genußmitteln lösen.

Für viele Fastende ist es eine neue und wichtige Erfahrung, daß sie sich auch ohne die Hilfskrücken aus Aufputsch- und Beruhigungsmöglichkeiten in ihrem Leben fortbewegen können.

Fasten gilt als die beste Vorbeugungsmaßnahme gegen Krankheiten jeder Art. Es senkt die Risikofaktoren, wie zu hohen Blutdruck und zu hohe Blutfettwerte. Es heilt Stoffwechselerkrankungen und ist alles in allem die wirkungsvollste und zugleich ungefährlichste Methode zur Reinigung des Körpers. Beim Fasten handelt es sich um eine biologisch hochwirksame Möglichkeit zur Entgiftung und zur Erhaltung der Leistungsfähigkeit.

Begleiterscheinungen beim Fasten

Wenn der Körper vom normalen Verdauungszyklus entlastet wird, beginnt er, Schlacken auszuschwemmen und zu verbrennen. Bei diesem Entstressungsvorgang können alte Krankheiten wieder aufflackern, die nicht vollkommen auskuriert oder mit Medikamenten unterdrückt worden sind. Manchmal kommt es dabei zu einer Überschwemmung des Blutes mit Giftstoffen. Sie kann zu Kopfschmerzen und Abgeschlagenheit führen. Häufig zu beobachtende Erscheinungen sind eine belegte Zunge und fauliger Mundgeruch. Mitunter entstehen Pickel oder Hautunreinheiten. In Extremfällen kann das Bettuch am Morgen braun sein von dem durch die Haut ausgeschiedenen Schmutz, wenn die Ausscheidungsfunktion der Nieren allein die Entschlackung nicht mehr schafft.

Dieser Reinigungsprozeß dauert normalerweise bis zu vierzehn Tagen. Nach dieser Zeit verschwinden die beschriebenen Symptome von selbst wieder.

Parallel dazu können alte psychische Konflikte aktiviert werden. So läßt sich manchmal beobachten, daß Empfindungen der Traurigkeit, Aggressionen, Einsamkeitsgefühle und Depressionen auftreten. Am besten ist es daher, wenn auch auf der psychischen Ebene mit den Fastenden gearbeitet wird, damit die auftretenden Gefühle ausgedrückt und integriert werden können. Die Erfahrungen mit einer Kombination von Fasten, Ölziehkur und Meditation sind besonders positiv.

Fasten und Meditation

Fasten hat durchaus Ähnlichkeit mit der Meditation. Beides ist als ein Rückzug von den täglichen Lebensfunktionen anzusehen. Während beim Fasten der Organismus von der Arbeit des normalen Verdauungsvorgangs freigestellt ist, bedeutet die Meditation eine Befreiung vom alltäglichen Handeln und den vielfältigen Sinneswahrnehmungen, die jeden Tag auf uns einstürmen. Diese

Befreiung von der alltäglichen Routine verschafft dem Organismus die Möglichkeit, sich körperlich und psychisch voll auf die Beseitigung aller jener Erscheinungen zu verlegen, die sein natürliches Gleichgewicht stören.

Fasten konkret: eine Anleitung

- Menschen, die annähernd gesund sind, können durchaus allein fasten.
- Leichter fällt vielen allerdings das Fasten in einer Gruppe, möglichst mit therapeutischer Begleitung.
- Am geeignetsten hat sich eine Fastendauer von ungefähr zwei Wochen erwiesen.
- Nehmen Sie während dieser Zeit keinerlei feste Nahrung zu sich.
- Trinken Sie viel, möglichst zwei bis drei Liter pro Tag. So können die Nieren die anfallenden Schlackenstoffe am besten ausscheiden.
- Als Getränke während des Fastens eignen sich Kräuter- und Früchtetees, Kombucha, vor allem aber Mineralwasser. Das Teepilzgetränk Kombucha hat hervorragende Entgiftungseigenschaften und regt zugleich die Verdauungstätigkeit an. Es fördert den Entgiftungsprozeß während des Fastens und der Ölziehkur optimal. Kombucha können Sie inzwischen in vielen Naturkostgeschäften bekommen. Preiswerter ist es, das Teepilzgetränk selbst anzusetzen, wenn Sie es über längere Zeit trinken.[14]

---

[14] Näheres über die vielfach erprobte heilende und entgiftende Wirkung des Teepilzgetränks Kombucha erfahren Sie in dem Buch: Dr. Günter Harnisch, Kombucha – geballte Heilkraft aus der Natur. Leben-das-aus-dem-Meer-stieg-Tee, 3. Auflage, Turm Verlag, Bietigheim 1997. Darin finden Sie auch eine Anleitung zum Selbstherstellen von Kombucha.

- Gelegentlich können Sie während des Fastens auch auf Obst- und Gemüsesäfte zurückgreifen. Verwenden Sie aber möglichst nur naturreine Säfte und verdünnen Sie sie mit Wasser.
- Wichtig ist, während des Fastens für eine gute Darmentleerung zu sorgen. Am besten trinken Sie dreimal täglich ein Glas Kombucha. Auf diese Weise regen Sie die Darmtätigkeit an, entgiften Ihren Körper zugleich und führen ihm wichtige Mineralstoffe und Vitamine zu.
- Sie können auch verdauungsanregenden Kräutertee trinken. In Ihrer Apotheke können Sie sich über Tees mit leicht abführender Wirkung beraten lassen.
- Nach Beendigung des Fastens sollten Sie drei Tage lang vorsichtig mit Obst und Gemüserohkost zu essen beginnen. Ihr Körper muß sich langsam erst wieder an feste Nahrung gewöhnen.

Teilfasten

Wenn Sie nicht so gern auf jede feste Nahrung verzichten möchten, ist das Teilfasten vielleicht eher eine für Sie geeignete Möglichkeit, um die Entgiftung Ihres Körpers während der Ölziehkur zu verstärken.

Beim Teilfasten verzichtet man eine Zeitlang auf Fleisch, Eier, Milchprodukte und auf Alkohol. Die Ernährung besteht aus Rohkost, Obst, Reis oder Kartoffeln, die sich mit Kräutern würzen oder mit Früchten verfeinern lassen. Wichtig ist auch hier, viel zu trinken, mindestens zwei bis drei Liter pro Tag. Am besten eignen sich Wasser, verdünnte naturreine Fruchtsäfte, Kräuter- und Früchtetees.

Schon ein Teilfastentag pro Woche bringt eine Menge für Ihre Gesundheit, wenn Sie ihn regelmäßig durchführen. Sie können die Teilfastenkur auch über mehrere Tage oder ein bis zwei Wochen lang durchführen. Der Vorteil: Sie verlieren nebenbei ein paar überflüssige Pfunde an Gewicht. Aber das eigentliche Ziel ist die verstärkte Entgiftung Ihres Körpers.

> **Fasten, Teilfasten und Meditation sind unterstützende Möglichkeiten, mit denen Sie die Wirkung der Ölziehkur verstärken können. Sie beschleunigen so den Entgiftungsprozeß in Ihrem Körper. Aber ebensogut ist es möglich, sich allein auf die Wirkung der Ölziehkur zu konzentrieren und auf Begleitmaßnahmen zu verzichten. Ihr persönlicher Heilungs- und Entgiftungsprozeß geschieht dann eben sanfter und vielleicht über einen etwas längeren Zeitraum verteilt. Doch Sie erreichen voll Ihr Ziel auch auf diesem Wege.**

Heilungsbeispiele für eine erfolgreiche Anwendung der Ölziehkur

Bei den folgenden Heilungsbeispielen handelt es sich teilweise um Forschungsergebnisse einer Testreihe, die wir in unserem *Arbeitskreis: gesund leben* durchgeführt haben. Zum Teil berichten wir Ergebnisse aus der Fachliteratur. Ein besonders eindrucksvolles Bild von der vielfältigen Heilwirkung des Ölziehens ergibt sich aus den von Annette Boes veröffentlichten Leserzuschriften. Als Antwort der Leserinnen und Leser gingen bei der Redaktion der Zeitschrift *Natur & Medizin* Hunderte von Zuschriften mit persönlichen Erfahrungsberichten ein, nachdem diese Zeitschrift zu Beginn der 90er Jahre mehrere Beiträge zum Thema *Ölzieh-Therapie* veröffentlicht hatte. Auch auf sie greifen wir hier auszugsweise zurück.

Mag sein, die hier wiedergegebenen Heilungsbeispiele entsprechen in ihrem Informationsgehalt nicht immer höchsten wissenschaftlichen Ansprüchen. Manchmal fehlen genauere Angaben über die Dauer der Ölanwendungen oder über das Bestehen der damit behandelten Krankheiten. Dafür aber schildern die Beispiele auf oft ungewöhnlich eindrucksvolle Weise die Leidensgeschichte von Menschen, die über Jahre ihres Lebens unter ihrer Krankheit litten, mit den Mitteln schulmedizinischer Wissenschaft erfolglos gegen sie ankämpften und sich häufig schon mit ihrem hoffnungslosen Zustand abgefunden hatten. Solche lebendigen Zeugnisse des Leidens und des Heilens kann die Wissenschaft mit dürren Fakten allein nicht liefern, selbst dann nicht, wenn sie ihre Erkenntnisse in mehrfach abgesicherten Doppelblindstudien gewonnen hat.

Die hier wiedergegebenen Heilungsbeispiele allein lassen noch keine repräsentativen Aussagen über die Wirkung der Ölziehmethode zu. Dennoch sind diese Heilungsbeispiele von unschätzbarem Wert, weil es in ihnen um persönliche Schicksale geht, die durch ein einfaches Volksheilmittel eine dramatische Wandlung zum Positiven hin erfuhren. Diese persönliche Betroffenheit, die oft nur zwischen den Zeilen durchscheint, wiegt jede statistisch gesicherte Aussage allemal auf. Deshalb sollen die Heilungsbeispiele in diesem Buch den ihnen zustehenden Raum erhalten. Dank dafür, daß viele von ihnen – als Leserbriefe – gesammelt und veröffentlicht werden konnten,[15] gilt in erster Linie Dr. Veronica Carstens und Annette Boes.

Heilungsbericht:

Herzrhythmusstörungen

Herr M. aus L., 60 Jahre alt, konnte mit Hilfe des Ölziehens seine Herzrhythmusstörungen erfolgreich behandeln. Die EKG-Untersuchungen durch seinen Hausarzt bestätigten diesen Erfolg, der sich nach zwei Monaten Ölziehens mit Sonnenblumenöl zeigte.

---

[15] Boes 1996, 33 ff.

Heilungsbericht:
Zahnwurzelentzündung

Frau Z. aus O., 40 Jahre alt, wandte die Ölziehkur ein Vierteljahr lang einmal täglich an. Sie berichtet: „Ich habe mit dem Ölziehen angefangen, weil es mir zur Entgiftung und allgemeinen Stärkung empfohlen wurde. Es leuchtete mir ein, daß manche Giftstoffe im Körper nur fettlöslich sind und ich auf diese Weise an tiefe Schlacken herankomme. Auf das Ölziehen führe ich zurück, daß eine Wurzelbehandlung, bei der es auf der Kippe stand, ob der Zahn zu retten ist, gutging. Mein Zahnarzt hat sich gewundert, wie schnell die Entzündung verschwand, und meinte, daß ich wohl über ein gutes Immunsystem verfügen müsse."

Heilungsbericht:
Zahnfleischbluten

Eine etwa 50jährige Frau wandte die Ölziehkur mit Sonnenblumenöl mehrere Jahre lang an, unterbrach sie allerdings zwischendurch immer mal wieder:

„Ich habe durch das Ölziehen vor allem eine positive Wirkung auf die Zähne und das Zahnfleisch gespürt. Das Zahnfleischbluten hörte auf und die Zähne wurden weißer."

Heilungsbericht:
Augenbrennen, Hornhautentzündung, Lidrandentzündungen, trockenes Auge (Keratitis sicca)

Frau S. aus B. berichtet: „Seit Jahren leide ich unter Brennen und Druckgefühl in den Augen. Die Lidränder und die Augen selbst sind oft entzündet. Beim Blinzeln habe ich das Gefühl, als ob feiner Sand über die Augen kratzt. Mein Augenarzt sagt, meine Augen seien zu trocken. Er hat mir eine Art Tränenflüssigkeit verschrieben. Eine Zeitlang habe ich sie in die Augen geträufelt. Aber auf die Dauer ist das keine Lösung.

Seit einem halben Jahr spüle ich regelmäßig morgens eine halbe Stunde lang den Mund mit Olivenöl. Eine Bekannte hat mir diese Methode empfohlen, weil sie ihr selbst bei Rheuma und Arthrose in den Knien gut geholfen hatte.
Seit ungefähr einem Monat habe ich keinerlei Probleme mehr mit meinen Augen."

Heilungsbericht:

Herpes-Infektionen

Eine Patientin (ohne Altersangabe) begann mit dem Schlürfen von Sonnenblumenöl auf Anraten ihres Naturheilkundearztes, um auf diese Weise vielleicht ihre Gallensteine loszuwerden. Sie führte die Ölziehkur mehr als ein Jahr lang durch. Die Gallenblase mußte zwar dennoch operiert werden. Aber die Patientin hatte seither keine Herpes-Infektionen an der Lippe mehr, unter denen sie sonst regelmäßig gelitten hatte. Auch bekam sie keine Grippe mehr, die ihr zuvor häufig zusetzte.

Heilungsbericht:

Asthma

Ein siebzigjähriger Asthmatiker litt unter heftigen Anfällen, die alle viertel bis halbe Stunde auftraten. Durch das tägliche Spülen mit Öl erreichte er, daß die Häufigkeit seiner Asthmaanfälle stark zurückging. Er berichtet voll Freude, daß er durch diese deutliche Besserung seines Zustands nun nicht mehr dauernd in Angst und Schrecken vor diesen Attacken von Atemnot leben muß.

Heilungsbericht:

Erkältungskrankheiten, Grippe

Frau D. aus W. schreibt: „Seit ich die Ölziehkur regelmäßig jeden Tag anwende, habe ich keine Erkältungskrankheiten und keine

Grippe mehr gehabt. Vorher litt ich regelmäßig unter allerlei Infekten, vor allem während des Winterhalbjahrs.

Heilungsbericht:
Erkältungen, Vereiterungen der Nasennebenhöhlen, Bronchitis

Frau E. aus D. berichtet: „Früher hatte ich eine Erkältung nach der anderen, auch Vereiterungen der Nasennebenhöhlen und Bronchitis. Seit einem Jahr spüle ich jeden Morgen nüchtern mit Sonnenblumenöl. Die Wirkung zeigte sich sofort. Ich blieb seitdem von Erkältungen verschont."

Heilungsbericht:
Erkältungskrankheiten, grippale Infekte

Herr K. aus J. schreibt: „Meine Frau und ich – wir sind beide 50 Jahre alt – wenden die Öltherapie seit drei Jahren an. Der Grund war: Wir litten beide sehr oft unter Erkältungskrankheiten und grippalen Infekten. Der Erfolg trat sehr schnell ein. Wir hatten seither keine einzige Erkältung mehr. Unser Hausarzt ist Schulmediziner. Wir haben ihm von unserer Ölkur erzählt. Er unterstützt sie und hat sie auch schon anderen Patienten empfohlen, von denen er weiß, daß sie für Naturheilverfahren offen sind."

Heilungsbericht:
Erkältungskrankheiten, chronischer Husten

Herr B. aus M.: „Seit mehr als drei Jahren nehme ich jeden Tag morgens nach dem Aufwachen Sonnenblumenöl ein und behalte es eine halbe Stunde lang im Mund. Dann spüle ich den Mund gründlich aus. Seit dieser Zeit habe ich keinerlei Ärger mehr mit Erkältungskrankheiten. Mein jahrelanger chronischer Husten ist vollkommen verschwunden."

Heilungsbericht:

Erkältungen mit Halsschmerzen, Schnupfen, Nebenhöhlenentzündungen, Bronchitis

Frau Ö. aus P. berichtet: „Seit vielen Jahren litt ich immer mal wieder unter einer starken Erkältung mit Halsschmerzen, Schnupfen und Nebenhöhlenentzündung. Meist ging die Krankheit dann noch auf die Bronchien über und mußte mit Antibiotika behandelt werden. Seit zwei Jahren nehme ich morgens nach dem Aufstehen einen Eßlöffel Sonnenblumenöl und abends vor dem Schlafengehen noch einmal. Die Beschwerden haben sich inzwischen deutlich gebessert. Bekannte, denen ich von der Ölkur erzählte, haben die Wirkung ebenfalls mit gutem Erfolg ausprobiert."

Heilungsbericht:

Schnupfen, Husten, Halsschmerzen und Schmerzen in der Stirnhöhle

Frau S. aus V. berichtet: „Ich habe mich seit zwei Jahren so an die Ölziehkur gewöhnt, daß ich sie mir aus meinem Leben nicht mehr wegdenken kann. Seit dieser Zeit lebe ich ohne Schnupfen, Husten, Halsschmerzen und ohne Schmerzen in der Stirnhöhle, die mir früher oft sehr zugesetzt haben. In vollen Zügen und Straßenbahnen habe ich keine Angst mehr vor hustenden und triefenden Mitmenschen. Die 15 Minuten, die ich morgens für meine Ölanwendung brauche, ist gut genutzte Zeit für mich."

Heilungsbericht:

Müdigkeit, Föhnempfindlichkeit

Frau S. aus I. berichtet: „(...) nunmehr seit fast 1 ½ Jahren ‚schlürfe' ich täglich vor dem Frühstück, d.h. während des Duschens und Ankleidens, meinen Eßlöffel Sonnenblumenöl.
Ich war vorher nicht krank im eigentlichen Sinn, aber ich war ständig müde, und die vielen Föhntage hier machten mir sehr zu

schaffen, so daß ich kaum arbeiten konnte. Nach einem halben Jahr mit Sonnenblumenöl war meine Müdigkeit wie weggeblasen und meine Föhnempfindlichkeit kaum noch bemerkbar.

Ich habe das Sonnenblumenöl morgens beibehalten bis jetzt und bin seither keinen Tag krank gewesen – noch nicht einmal erkältet! Ich bin überzeugt, daß das Sonnenblumenöl mich täglich von innen reinigt, so wie es das Wasser von außen tut – ich gebe täglich Giftstoffe aus meinem Körper ab, die mich sonst belasten würden (...)."

Heilungsbericht:
Stärkung der Sehkraft, Haare werden dichter

Frau G. aus F.: „Meine Augen bessern sich durch das Ölkauen und meine ‚Geheimratsecken' ‚bewalden' sich."

Heilungsbericht:
Augenentzündungen nach Staroperation, Verbesserung der Sehkraft auch an dem nicht operierten Auge, Verschleimung des Nasen- und Rachenraums

Frau W. aus X. schreibt: „(...) In der Folgezeit (nach einer erfolgreich verlaufenen Staroperation) wurde das operierte Auge oft rot und entzündete sich, vor allem morgens, das andere Auge auch, allerdings weniger. Manchmal löste sich auch ein wie eitrig aussehendes Sekret trotz der Tropfen und Salbe, die ich täglich anwenden mußte. Nach etwa 6 Wochen beschloß ich, mit dem Ölschlürfen anzufangen, und ich war ganz überrascht, was sich da alles aus dem Nasen- und Rachenraum löste. Bald schon entzündete sich das Auge nicht mehr und nach etwa 6 Wochen war der Nasenraum wunderbar frei. Eine große Wohltat für mich! Seither habe ich keine Mühe mehr mit Verschleimung.

Aber dann kam erst die große Überraschung, als die Augenärztin mir die neue Brille ausarbeitete. Vor der Operation hatte ich mit dem linken Auge kaum mehr sehen können und jetzt mit dem neuen Glas wieder 100%. Die Augenärztin drückte aber immer wieder ihre Verwunderung aus über die Veränderung beider Augen, äußerte sich mir gegenüber aber nicht näher. Ich brachte dem Optiker das Rezept, dieser rief mich dann an, ich möchte nochmals kommen, es stimme etwas nicht. Auch er untersuchte immer wieder und sagte mir dann, es sei ihm ein Rätsel, wie sich meine Augen gegenüber dem letzten Brillenpaß (vor 5 Jahren) verändert hätten. Seit meinem 7. Lebensjahr trage ich eine Brille (jetzt bin ich 68) und immer hatte ich Astigmatismus und die Achsen waren 170 und 10. Jetzt auf einmal sind die Achsen 159 und 150. Herr Professor B. sagte zu mir nach der Operation: ‚Ihre Hornhautverkrümmung könnte jetzt operiert werden (abgehobelt), aber ich rate Ihnen nicht dazu.' Also ist die Veränderung erst in den letzten Monaten erfolgt.

Mir ist dann die Stellungnahme im Mitgliederbrief Juli / August 1991 von Herrn V. K. aus München eingefallen, der durch die Sonnenblumenkur genau denselben Erfolg erzielt hat."

Heilungsbericht:
Schnupfen, Mandelentzündung

Frau R. aus S.: „Seit einer Woche wende ich morgens und abends auf nüchternen Magen die Ölkur an. Am dritten Tag ging es mir auffallend schlecht. Danach trat schnell eine deutliche Besserung ein."

Heilungsbericht:
Nasennebenhöhlenentzündung

Frau W. aus S.: „Einem Zivi vom DRK, der in unserem Altersheim arbeitet, empfahl ich zur Behandlung seiner Nebenhöhlenentzündung die in einem Leserbrief erwähnte Sonnenblumenölkur, die er mit Erfolg anwendete."

Heilungsbericht:

Stirnhöhlenvereiterung

Frau W. aus W.: „Übrigens nehmen wir fleißig die Öl-Kur für uns in Anspruch, sind sehr zufrieden damit und haben sie einer jungen Frau empfohlen, die mit Stirnhöhlenvereiterung gestraft ist. Sie ist froh, nach kurzer Zeit schon so viel Erleichterung zu haben (...)."

Heilungsbericht:

chronische Nebenhöhlenentzündungen mit Beeinträchtigung des Geruchssinns

Frau C. aus W.: „Übrigens hatte ich durch die chronischen Nebenhöhlenentzündungen und Vereiterungen kaum noch einen Geruchssinn. Seit ich ‚öle', kann ich auch sehr zarte Düfte wieder wahrnehmen."

Heilungsbericht:

Ohrenschmerzen

Herr O. aus A.: „Auch ich hatte die Ölkur durchgeführt aus reinem Interesse und wollte erproben, ob diese Kur irgendwelche positiven Folgen haben würde. Meine Ohrenschmerzen sind vollkommen abgeklungen. Ich konnte z.B. meine Hörgeräte nur zeitlich kurz tragen, da sich die Gehörgänge sofort wieder entzündeten. Das ist vollkommen verschwunden."

Heilungsbericht:

wiederkehrende Gehörgangsekzeme

Frau F. aus B.: „Seit ungefähr meinem 20. Lebensjahr (jetzt 57 Jahre alt) litt ich mehr oder weniger stark an einem Gehörgangsekzem. Manchmal juckte es so stark, daß ich mich blutig kratzte, manchmal floß übelriechendes Sekret aus dem Ohr. Regelmäßig alle 4-8 Wochen mußte der Gehörgang gereinigt werden von trokkenem Schorf und verhärtetem Ohrenschmalz. (...) In den letzten Jahren kam noch ein stärkeres Rauschen oder Tinnitus hinzu. (...) Die Behandlungen beim Ohrenarzt (Ohrspülung, Salbe auftragen in den Gehörgang und eventuell Bestrahlung) halfen nur noch für höchstens 1-2 Wochen, und dann eigentlich auch nur durch Cortison-Salbe, gegen die ich mich aber stets wehrte; dann aber wußte der Facharzt auch keine andere Lösung und zuckte stets die Schultern.

Also fing ich – motiviert durch die vielen Berichte Ihrer Leser – entschlossen an, jeden Morgen mit Sonnenblumenöl zu spülen. (...) Das Jucken hörte schon nach 4 Tagen auf. Jetzt ist aber auch nicht die geringste Notwendigkeit, zu kratzen oder zu jucken, mehr vorhanden. Das Ohr, fährt man mit dem Finger hinein, fühlt sich an wie gesalbt. Im April ging ich zu meinem früheren HNO-Arzt. Sein Kommentar: ‚Ich verstehe das nicht, Ihr Ohr ist vollkommen abgeheilt. Wie haben Sie denn das gemacht?' Dann erzählte ich von der Öltherapie, und er gab zu, davon schon gehört zu haben, sei aber bisher skeptisch gewesen."

Heilungsbericht:

Neurodermitis

Frau W. aus Q.: „Seit einigen Monaten wende ich die Ölkur regelmäßig an. Meine Neurodermitis ist inzwischen sehr viel besser geworden."

Heilungsbericht:

wiederkehrende Ekzeme an den Händen

Herr P. aus N.: „Schon von Jugend an hatte ich und habe ich (82) heute noch trockene Hände. Während meiner Lehrzeit als Konditor bekam ich durch den Umgang mit zuckerhaltigen Materialien Hautausschläge an den Händen, die trotz ärztlicher Behandlung nicht abheilten. Eine 1929 ärztlich verordnete Arsenik-Kur war erfolglos. (...)

Während und nach dem Krieg und anschließend bis ca. 1951 arbeitete ich nicht im ‚süßen Beruf' und war deshalb frei von Ekzemen; die trockenen Hände blieben allerdings. 1951 eröffnete ich eine Konditorei und prompt ging es wieder los, aber in abgeschwächter Form. 1971 gab ich mein Geschäft und den Beruf auf und zog aufs Land. Die Hautausschläge verschwanden spurlos. 1987 siedelte ich wieder nach Nürnberg um und die Hautausschläge kamen wieder. Eine laufende Behandlung durch einen Hautarzt brachte keine durchgreifende Besserung.

Mit großer Skepsis las ich Ihre damalige Veröffentlichung zur ‚Sonnenblumen-Therapie' 1991. Nach meinen Unterlagen begann ich am 01.09.91 mit dem Öl-Kauen mit einer Besserung meiner Beschwerden bis 10.09. Dann wechselten Verschlechterung/Verbesserung im ca. achttägigen Turnus bis ca. Ende1991, dann anschließend Beschwerdefreiheit. Warum dann aber ab und zu Rückschläge erfolgten – die nur von kurzer Dauer waren – ist mir einfach schleierhaft. Vielleicht spielen auch die Nerven mit? Im allgemeinen habe ich aber – Gott sei Dank! – ekzemfreie Hände (...)."

Heilungsbericht:

Feuermal im Gesicht (Blutschwamm, Hämangiom)

Frau H. aus W.: „Eigentlich hatte ich das Öl nur aus Solidarität mit meiner Tochter geschlürft, der ich es wegen ihrer Zahnfleischprobleme angeraten hatte. Aber dann machte ich bei mir eine Entdeckung:

Von Geburt an (vor nunmehr 63 Jahren) hatte ich an der rechten Unterlippe ein Hämangiom[16], das vor mehr als 40 Jahren operiert und mit Radium bestrahlt wurde. Die Unterlippe wurde zwar dünner, blieb aber blau, vor allem nun innen, wo nach den Operatio-

---

[16] Das Hämangiom ist eine gutartige, rötliche, sich etwas über die übrige Hautfläche erhebende Blutgefäßgeschwulst, bekannt unter der Bezeichnung *Blutschwamm* oder *Feuermal*.

nen ein feines blaues Adergeflecht alles überwucherte und sehr schmerzempfindlich war.

Als ich den ersten Ölkanister (½ Liter) aufgebraucht hatte, guckte ich zum erstenmal seit Beginn der Einnahme in den Spiegel, weil mir einfiel, daß mir die Ärzte immer wieder sagten, die Sache müsse gut beobachtet werden. Und was sah ich? Meine rechte Unterlippe unterschied sich an der Innenseite in keiner Weise mehr von der linken. Die Farbe (blau) ist total verschwunden, die Narben sind bis auf einen Rest nicht mehr fühlbar, keine Schmerzempfindlichkeit mehr! Ich bin tief beeindruckt!"

Heilungsbericht:

Gutartige Hautgeschwulst am Hals (Basaliom)

Frau K. aus B.: „Im Sommer 1988 entdeckte ich an meinem Hals unterhalb des linken Ohres eine Hautunebenheit, die verkrustet war und sich durch Auftragen von Salbe nicht besserte. Erst nach Jahren, im Februar 1992, zeigte ich meinem Arzt die Stelle, weil sie sich inzwischen vergrößert hatte und Flüssigkeit und Blut absonderte. Mein Arzt beruhigte mich, überwies mich aber an einen Hautarzt, der ein Basaliom[17] diagnostizierte, das durch einen kleinen Schnitt entfernt werden sollte.

Da ich aber zu dieser Zeit Marcumar (Blutgerinnungshemmer) wegen einer erlittenen Lungenembolie einnehmen mußte, wurde dieser Eingriff aufgeschoben mit der Auflage, die Stelle weiter beobachten zu lassen. Zu diesem Zeitpunkt entschloß ich mich, Sonnenblumenöl zu kauen. Ich tat es täglich einmal und zwar genau von Oktober 1992 bis April 1993. Eine Veränderung oder Besserung der Hautstelle konnte ich nicht feststellen. Es war ein immerwährendes Auf und Ab. Im Juni 1993, also zwei Monate nach Beendigung der Kau-Therapie, wurde das Hautgewächs, das inzwischen schon Pfenniggröße erreicht hatte, plötzlich trocken, blasser und glatter: Innerhalb von zwei bis drei Wochen war die

---

[17] Ein Basaliom ist eine langsam wachsende, gutartige Hautgeschwulst.

Haut ganz abgeheilt. Als mein Arzt die Veränderung bemerkte, sprach er von einem ‚Wunder'. Ich berichtete ihm daraufhin vom Sonnenblumenöl-Kauen."

Heilungsbericht:
Hautausschlag an den Händen

Herr A. aus S.: (...) „Ein Bekannter hatte einen schrecklichen Ausschlag auf den Handrücken. Lange Zeit ging er von Arzt zu Arzt. Er glaubte mir und kaute Öl. Nach 6 Wochen war der Ausschlag verschwunden. Dauerhaft."

Heilungsbericht:
Akne

Frau F. aus F.: „Mein Sohn hatte im Sommer eine eitrige Bronchitis. Seit dieser Zeit hustet er noch relativ häufig. Um die Bronchitis ganz auszuheilen, begann er mit dem Ölschlürfen. Die Bronchitis ist zwar bis jetzt noch nicht besser geworden, aber die Akne, die er ziemlich schlimm hatte, ist verschwunden. Darüber ist er natürlich auch sehr froh. Er schlürft noch weiter, in der Hoffnung, die Bronchitis auch noch wegzubekommen."

Heilungsbericht:
Trigeminus-Neuralgie

Frau D. aus S.: „Wir sind beeindruckt von der Öltherapie. Mein Mann hat in Abständen mit Trigeminus-Attacken[18] zu tun, teils sehr heftigen. In den bisher 2 Monaten Anwendung blieben sie

---

[18] Unter einer Trigeminus-Neuralgie versteht man heftige Schmerzerscheinungen, die durch eine Krankheit des fünften Hirnnervs ausgelöst wird. Sie ist sehr schmerzhaft und betrifft den ganzen, vom Trigeminus-Nerven versorgten Gesichtsbereich. Typisch sind die immer wiederkehrenden Schmerzanfälle.

aus, obwohl die äußeren und inneren psychischen Lebensgegebenheiten unverändert sind. Wenn es so bliebe, wäre das ein großer Erfolg, den keine der verschiedenen Konsultationen bei Ärzten erreichen konnte."

Heilungsbericht:
Krämpfe im Bereich der Waden und Fußgelenke

Frau L. aus T.: „Ich ‚öle' seit etwa Frühjahr 1993 und stellte 1994 fest, daß ich keine Waden- und Fußgelenkskrämpfe in der Nacht mehr habe.

Heilungsbericht:
wiederkehrende Bronchitis

Frau P.: „Auch ich kann wie schon viele bestätigen, daß mir das Schlürfen von Sonnenblumenöl bei meiner immer wieder auftretenden Bronchitis schon sehr geholfen hat. Ich wiederhole es deshalb von Zeit zu Zeit immer wieder (...)"

Heilungsbericht:
Bronchitis und Asthma

Frau H. aus H.: „Eine Freundin aus Bonn schickte mir einen Bericht über die Heilung durch Sonnenblumenöl. Da ich seit 8 Wochen an Bronchitis und Asthma leide, interessierte mich diese Öltherapie, und ich begann gleich die Ölkur durchzuführen. Ich kann schon besser abhusten und auch die Nase ist bedeutend freier (...)"

Heilungsbericht:

chronische Bronchitis mit krankhafter Erweiterung von Bronchial-Ästen (Bronchiektasen und Emphysem)

Herr G. aus W.: „(...) Ich leide seit meiner Geburt an einer chronischen Bronchitis mit Bronchiektasen[19] und Emphysem[20]. Als ich vor einem Jahr den Artikel in Ihrem Blatt las, hatte ich gerade wieder einen Aufenthalt in einer Klinik hinter mir, wo mir Höchstdosen von Breitbandantibiotika und 40 mg Cortison gegeben wurden, um den inzwischen chronischen Infekt mit Pseudomonas aeruginosa[21] unter Kontrolle zu bekommen. Dies ist nicht gelungen, mein Befinden hatte sich nicht gebessert. (...)

Ich litt in dieser Zeit auch häufiger unter Fieberschüben, und die Antibiotika schienen als das einzige Mittel zumindest das Fieber zu unterdrücken. Unmittelbar nach meiner Entlassung habe ich dann sofort die Antibiotika abgesetzt, brauchte aber noch 3 Monate, um das Cortison ‚auszuschleichen' (...).

Seit meiner Geburt habe ich mehr oder minder regelmäßig Antibiotika bekommen, um den Infekt in Schach halten zu können.

Nachdem ich Ihren Artikel gelesen hatte, begann ich, zuerst unregelmäßig, mit Sonnenblumenöl zu spülen. Jetzt mache ich es regelmäßig zweimal am Tag.

Ich bin seit einem Jahr ohne Fieber oder gar nur erhöhte Temperatur!

Ich habe das Gefühl, der Infekt ist nicht mehr auf meinem ganzen Körper ausgebreitet.

---

[19] Bronchiektasen sind krankhafte Erweiterungen von Bronchial-Ästen. Sie können Atemnot, Husten, Blutungen und manchmal auch Lungenentzündung verursachen.
[20] Emphysem ist eine krankhafte Aufblähung z.B. der Lunge.
[21] Pseudomonas aeruginosa ist das Bakterium des blaugrünen Eiters. Es lebt von abgestorbenen organischen Substanzen auf der Haut des Menschen und kann von dort aus in Wunden eindringen. Als Krankheitserreger ruft es allein oder zusammen mit anderen Bakterien Entzündungen verschiedener Organe hervor. Als Erreger von im Krankenhaus selbst entstehenden sogenannten Hospitalinfektionen hat es an Bedeutung gewonnen.

Das Sputum ist nicht mehr so eitrig! (...)
Ich war letztes Jahr nicht im Krankenhaus! In den Jahren davor sonst regelmäßig ein- bis zweimal!
Meine Haut (Akne) hat sich wesentlich gebessert.
Ich nehme seit über einem Jahr überhaupt keine Antibiotika oder Cortison mehr zu mir!
Der neueste Sputumbefund: Keine Keime – außer der üblichen Mund- und Rachenflora – mehr nachzuweisen! Und das, obwohl oder gerade weil (?) ich seit 23 Jahren zum ersten Mal über einen längeren Zeitraum KEINE Antibiotika eingenommen habe!!
Ich habe beobachtet, daß, wenn ich mal für zwei Wochen nicht ‚gespült' habe, sich mein Zustand wieder verschlechtert hat.
Ich möchte noch erwähnen, daß ich seit zwei Jahren in intensiver heilpraktischer Behandlung bin – ich mache im Augenblick eine Symbioselenkung in Verbindung mit einer Anti-Pilz-Diät, um meine durch die Antibiotika unbestreitbar angegriffene Darmflora zu sanieren.
Ferner mache ich noch eine Amalgam-Sanierung (...)
Ich bin 24 Jahre alt und es macht mich froh und geradezu euphorisch, daß sich mein Zustand so verbessert hat! Auch ist meine Lebensqualität stark angestiegen (...)"

Heilungsbericht:

Grippe, Husten, Schnupfen, Fieber

Frau L.R. aus R. schreibt: „Schon zweimal bin ich am Herzen operiert worden, im Jahre 1962 und im Jahre 1981 (Mitralstenose[22]). Der Arzt sagte mir: ‚Frau R., jeder fieberhafte Infekt, den Sie sich zuziehen, verkürzt Ihr Leben um zwei Jahre.' Ich bekam mit meinem angeschlagenen Gesundheitszustand jedes Jahr dreimal die Grippe. Husten, Schnupfen, Fieber, im Sommer, Herbst und Frühjahr, und mußte jedes Mal mit Antibiotika behandelt werden. Seit Juni 1993 spüle ich regelmäßig zweimal täglich mit

---

[22] Mitralstenose ist eine Erkrankung der Herzklappe, die durch Entzündungen oder durch Kalkablagerungen entsteht.

Sonnenblumenöl. Seitdem habe ich keine Grippe mehr gehabt. Im Februar 1994 war ich zur Kur. Dort habe ich für Patienten, die sich für die Sonnenblumenölkur interessierten, den Artikel mindestens dreißigmal abkopiert und verteilt. Meine Freundinnen und Bekannten haben ebenfalls von mir das Rezept.Meine Enkel kommen und sagen: ‚Oma, mein Hals tut weh.' Gleich spülen sie einige Tage mit Sonnenblumenöl. Sie haben seit dieser Zeit keinen ‚Krank-Tag' in der Schule. Ich möchte noch beifügen, daß mein Hausarzt jedes Jahr ein Blutbild erstellt. Er sagt, ich habe die besten Blutwerte, die man sich denken kann, wie ein junges Mädchen, als ob ich zwanzig Jahre jung wäre, dabei bin ich zweiundsechzig. (...) Mein Herzleiden hat sich seitdem nicht verschlechtert."

Heilungsbericht:

chronischer Husten

Herr K. aus F.: „Seit Jahren leide ich unter Husten, mal stärker, mal schwächer. Seitdem ich jeden Tag eine halbe Stunde lang Sonnenblumenöl in den Mund nehme, ist der Husten verschwunden. Ich bin begeistert!"

Heilungsbericht:

Magenschmerzen

Frau I. aus G.: „Seit Monaten litt ich unter ständigen Magenschmerzen, für die kein Arzt eine Erklärung fand und die nur zeitweise durch Paspertin[23] gebessert wurden.

Seitdem ich jeden Morgen regelmäßig und ab und an auch tagsüber die Kur mit Sonnenblumenöl durchführe, geht es mir wesentlich besser. Es erstaunt mich immer wieder, daß schon während des Gurgelns mit dem Öl die Magenschmerzen nachlassen.

---

[23] Paspertin wird u.a. bei Übelkeit, Erbrechen und zur Beschleunigung der Entleerung des Magens verordnet. Mögliche Nebenwirkungen sind: Müdigkeit, Bewegungsstörungen (Dyskinesien) und Hormonstörungen.

Insgesamt kann ich einen deutlichen Rückgang der Beschwerden feststellen.

Heilungsbericht:
Erkältungen, Besserung der Blutsenkungswerte

Frau S. aus B.: „Ich mache die Sonnenblumenöl-Kur bereits mehr als ein Jahr. Viele Monate hatte ich damit zu tun, daß sich meine oberen Luftwege durch Schleimabsonderungen frei machten. (...) Jetzt seit einem Jahr habe ich keine Beschwerden mehr. Gott sei Dank. Noch ein wichtiger Aspekt ist, daß sich meine Blutsenkung gebessert hat. Das führe ich nur auf das Sonnenblumenöl zurück, denn viele Jahre hatte ich bei der jährlichen Kontrolle 9:20, 8:20 oder 5:20. Jetzt hat sich mein Wert gebessert auf 5:13."

Heilungsbericht:
Sodbrennen, Wadenkrämpfe, chronische Verschleimung von Stirnhöhle und Bronchien

Frau B. aus D.: „(...) Nach dem Gebrauch einer 500-g-Flasche, nach Besserung einiger Beschwerden (Sodbrennen, Wadenkrämpfe) kann ich wieder singen, ohne nach ein paar gepreßten Tönen husten zu müssen (ich bin Opernsängerin a.D.)

Jahrelang hinderten mich chronische Verschleimung von Stirnhöhle und Bronchien daran. Es ist wie ein Wunder."

Heilungsbericht:
Häufig auftretender Schnupfen mit Problemen im Bereich der Nasennebenhöhlen, Husten, Herpes an Lippen und in der Mundhöhle, Zahnfleischbluten

Frau W. aus S.: „(...) Früher war ich öfters mit Schnupfen (auch in der Stirn- und Nebenhöhle), mit Herpes an den Lippen und in der Mundhöhle und mit Zahnfleischbluten geplagt. Husten und

Schnupfen waren oft so stark, daß mir meine Hausärztin nur zu Antibiotika raten konnte. Seit ich nun regelmäßig die Sonnenblumenöl-Therapie mache, hatte ich nie mehr Herpes an den Lippen und im Mundhöhlenbereich nur noch leicht und ganz selten (merkwürdigerweise meist nach einer Zahnbehandlung beim Zahnarzt). Erkältungen hatte ich entweder gar nicht oder nur so leicht, ohne Husten, so daß ich nach zwei bis drei Tagen wieder beschwerdefrei war.

Ich bin noch berufstätig und oft sind Kollegen und Kolleginnen, die im gleichen Büro wie ich arbeiten, so stark erkältet, daß es eigentlich normal wäre, sich auch anzustecken. Sobald ich aber im Laufe des Tages merke, daß es in der Nase kitzelt oder im Hals kratzt, kaue ich auch abends vor dem Essen mein Öl, und die Erkältungsanzeichen verziehen sich wieder. Meine Familie lacht zwar über meine ‚Ölkauerei', aber der Erfolg gibt meiner Standfestigkeit recht."

Heilungsbericht:

Mandelvereiterungen, angegriffene Bronchien, schweres Magenleiden

Frau W. aus N.: „(...) Ich selbst habe stets unter eitrigen Mandeln gelitten, was anhaltende Erkältungen zur Folge hatte. Auch bestimmte Gewürze waren für mich wegen der Reizungen tabu. Das ist alles vorbei. Bedeutsamer, fast unglaublich, sind die gemachten Erfahrungen meines Ehemannes mit der Öltherapie. Zunächst skeptisch, jedoch von mir überredet, nahm er auch dreimal täglich das Sonnenblumenöl wegen seiner angegriffenen Bronchien. Die vorher vom Arzt verschriebenen Mittel blieben ohne Erfolg. Nach etwa zwei Wochen Ölspülung vermißte er das Rollen und Röcheln beim Atmen. Er atmet immer noch geräuschlos.

Durch ein schweres Magenleiden hat mein Mann, er ist Spätheimkehrer, viele Klinikaufenthalte und einige Kuren hinter sich. Selbst eine durchgeführte Operation brachte nicht die gewünschte Besserung. Ihm wurde der Schwerbeschädigtenausweis ausgestellt. Vierzig Jahre lang wurden die verschiedensten Medikamente versucht (zuletzt Zantic 300[24]).

Ermutigt durch den ersten Erfolg, verzichtete er jetzt versuchsweise auf die tägliche Magentablette. Das war vor gut einem Jahr. Seit dieser Zeit hat er keine Tablette mehr genommen und ist völlig beschwerdefrei. Dieser Tatbestand ist für uns unfaßbar und gleicht einem Wunder. Jetzt wird noch zweimal täglich ‚geölt'.

Wir sind daher sehr dankbar für Ihre damalige Veröffentlichung der Öltherapie. Unzählige Kopien sind an Verwandte, Freunde und Bekannte weitergereicht worden. Wir haben auch aus diesem Kreis nur zustimmende Äußerungen erfahren."

Heilungsbericht:

Schwäche des Sehvermögens und des Gehörs, Verschleimung des Halses

Herr G. aus K.: „Ich danke Ihnen sehr für den Rat, das Sonnenblumenöl anzuwenden. In den vergangenen 8 Wochen habe ich es regelmäßig zweimal am Tag angewendet. Das Sehvermögen ist besser geworden und auch das Gehör. Die Verschleimung des Halses ist fast gänzlich weg und der Urin ist durchsichtig geworden.

Ich werde das Schlürfen in dem Sinne weitermachen. Vielleicht kann ich gegen meine Arthrose noch etwas ‚rausschlagen'."

Heilungsbericht:

chronische, meist fiebrige Bronchitis

Frau H. aus H.: „(...) Neben dem Freiwerden des HNO-Bereichs und der Atemwege von Sekreten ist inzwischen meine chronische

---

[24] Zantik wird vor allem zur Verminderung der Magensäureproduktion, z.B. bei Magen- und Zwölffingerdarmgeschwüren angewandt. Die wichtigsten Nebenwirkungen sind: Durchfall, Hautausschlag, Kopfschmerzen, Müdigkeit. Mitunter kommt es zu Hormonstörungen mit Störungen im Sexualverhalten und zu Verwirrtheit.

Bronchitis, die in den Wintermonaten meist fiebrig verlief, fast gänzlich ausgeheilt. Die zähflüssige, gelbliche Schleimbildung (besonders nachts) ist völlig verschwunden. Ich nehme das Sonnenblumenöl seit knapp fünf Monaten (mit Unterbrechungen), morgens nüchtern, einmal täglich (...)"

Heilungsbericht:

Schlaf- und Gedächtnisstörungen, Zahnfleischbluten, Periarthritis im Schulter- und Armgelenk, Magenschleimhaut-Entzündungen und wiederholt auftretende Zwölffingerdarm-Geschwüre

Herr R. aus H.: „Seit 9 Monaten wende ich die Sonnenblumenöl-Therapie täglich morgens vor dem Frühstück an. Der Erfolg: Ich schlafe nachts durch. Mein Gedächtnis hat sich gebessert. Gelegentliches Zahnfleischbluten beim Zähneputzen tritt nicht mehr auf. Ich bin 76 und trage keine Zahnprothese. Auch litt ich an einer im linken Schulter-Armgelenk diagnostizierten Periarthritis[25], die zunächst mit Fango und Neuroton, später mit Eisbeutel und Neuroton behandelt wurde. Cortisonspritzen hatte ich abgelehnt. Schließlich versuchte ich es mit der Öltherapie, die ich anfangs 4 Wochen lang, täglich dreimal vor dem Essen, mit dem Erfolg durchführte, daß meine oft erheblichen Dauerschmerzen nicht mehr auftreten und mein Arm wieder beweglich und belastbar ist. Wenn auch nicht zu beweisen, so hat doch wohl die Öltherapie die Heilung bewirkt. Auch die während meiner Berufsjahre (bis ins 70ste Lebensjahr) fast jährlich auftretenden Magenschleimhaut-Entzündungen und wiederholten Zwölffingerdarm-Geschwüre haben sich verloren. Die Enukleation (Entfernung) eines Auges vor acht Jahren wegen eines malignen Melanoms[26] hat bis heute keine Weiterungen gebracht."

---

[25] Periarthritis ist die Entzündung eines Gelenks und des Bereichs um dieses Gelenk.
[26] Ein malignes Melanom ist eine bösartige Geschwulst in der Haut, im Auge oder in seltenen Fällen auch im Gehirn.

Heilungsbericht:
rheumatische Erkrankung (Polymyalgia rheumatica)

Frau G. aus H.: „Ich erzählte Ihnen bereits von meiner rheumatischen Erkrankung (Polymyalgia rheumatica [27]). Als ich den dritten ‚Schub' – vom Januar 90 an gerechnet – jetzt im Anfang August 1991 wieder mit einer hohen Dosis (60 mg tgl.) behandeln mußte, waren die Nebenwirkungen so gravierend, daß ich fast verzweifelte.

Da erinnerte ich mich an die Öl-Therapie. Es war quasi der ‚rettende Strohhalm'. Nachdem ich nun über Wochen morgens – neben diversen Medikamenten – das Öl schlürfte, stellte ich fest, daß sich nach und nach alles normalisierte. Auch meine oft plötzlich auftretende Heiserkeit ließ nach – mehrfache Kehlkopfuntersuchungen waren ohne direkten Befund.

Jedoch muß fortwährender Pilzbefall im Darm und in der Mundhöhle (Hefepilze), der durch die Prednison-Gaben[28] entstanden ist, bekämpft werden. Auch nehme ich weiterhin mit Erfolg die Wobenzym-Dragees[29], die mir mein Heilpraktiker empfahl. Im großen und ganzen geht es mir jetzt gut; das verdanke ich sicher auch dem Sonnenblumenöl (...)."

---

[27] Polymyalgia rheumatica ist eine sehr schmerzhafte Muskelerkrankung im Bereich des Schulter- und Beckengürtels. Sie ist meist mit Muskelschwäche verbunden.

[28] Prednison wird vor allem bei der Behandlung schwerer rheumatischer, allergischer und asthmatischer Erkrankungen eingesetzt. Als wichtigste Nebenwirkungen sind bekannt: verminderte Infektionsabwehr, bei Langzeitanwendung Knochenerweichung, Augenschäden (Grüner und Grauer Star), Muskelschäden, Magen-Darm-Geschwüre.

[29] Wobenzym enthält unterschiedliche Enzyme und wird vor allem gegen Entzündungen und Thrombose eingesetzt. Die Wirksamkeit gilt in der Schulmedizin als zweifelhaft.

Heilungsbericht:

Nebenhöhlenentzündungen als Folge einer Kriegsverletzung, Verbesserung der Sehfähigkeit

Herr K. aus M.: „(...) Seit 5 Monaten wende ich das Sonnenblumenöl in der beschriebenen Weise an. Schon nach wenigen Tagen besserten sich Nebenhöhlenentzündungen (Kriegsfolgen aufgrund schwerer Verwundung) auffallend, und unerwartet wurde ich in den letzten Wochen selbst aufmerksam auf eine kontinuierlich verlaufende, auffallende Besserung der Sehkraft meines linken Auges; wohl als Folge sehr harter Nachbehandlungen meiner Verwundung hatte sich seit dem Krieg dessen Hornhaut so verbildet, daß seine Sehfähigkeit fast vollständig verloren war."

Heilungsbericht:

Magen- und Darmverkrampfungen, Zahnfleischbluten, grippale Infekte

Frau D. aus B.: „Seit zwei Jahren kaue ich regelmäßig zweimal täglich Sonnenblumenöl. Vor dieser Zeit litt ich im Winter ständig unter den verschiedensten grippalen Infekten (sicher auch bedingt durch meine Arbeit in einem großen Unternehmen, wo ich durch den Kontakt mit vielen Kollegen ständig der Ansteckungsgefahr ausgesetzt bin), derer ich weder durch Abhärtung (Wechselduschen, Sitz-Reibe-Bad, täglichen Sport, Sauna) noch durch vollwertige Ernährung Frau/Herr werden konnte. Nachdem der erste Winter seit Beginn meines Ölkauens vergangen war, wunderte ich mich, daß ich ihn völlig infektfrei überstanden hatte, ohne sonst etwas an meiner Lebensführung geändert zu haben. Ich schloß daraus, daß es in direktem Zusammenhang mit dem Ölkauen stehen muß. Inzwischen bemerke ich auch andere positive Reaktionen: völliges Verschwinden von regelmäßigem Zahnfleischbluten, eine reinere Haut sowie schnelleres Abheilen von kleinen Wunden. Kaue ich Öl, wenn ich seelisch aufgebracht oder gestreßt bin, stellt sich sogar ein beruhigender Effekt ein, so als wenn ich die Probleme nachher ausspucke. Auf jeden Fall vergehen nach kurzer Zeit die psychosomatischen Magen-Darm-Verkrampfungen, unter denen ich recht häufig leide. Dies als Ermunterung an die, die das Ölkauen für sich noch nicht entdeckt haben."

Heilungsbericht:

Schmerzen im Knie, wiederkehrende Kieferhöhlenvereiterungen, Harnweginfektionen, Blasenentzündungen

Frau S. aus W.: „Ich ‚öle' seit 1991 (...). Ich hatte damals Probleme mit meinem rechten Knie, das ich nicht mehr abknicken konnte. Ich konnte nicht hinknien und hatte große Unsicherheit beim Treppensteigen und vor allem dabei, Treppen abwärts zu gehen. Es war gut, daß in dem Artikel geschrieben war, daß bei chronischen Leiden der Erfolg bis zu einem Jahr auf sich warten lassen könnte. So gab ich nicht gleich auf. Nach einem dreiviertel Jahr erst verschwanden die Schmerzen. Meine Freundin, die Ärztin ist, meinte deshalb, daß sie möglicherweise auch ohne ‚Ölen' von selbst verschwunden wären.

Es hatten sich aber während der Therapie zwei ‚Nebenwirkungen' eingestellt, die für mich weit größere Bedeutung als die fragliche Heilung des Knies hatten. Seit Jahrzehnten hatte ich Winter für Winter, oft auch im Sommer, mit Kieferhöhlenvereiterungen zu tun. Ich kann gar nicht erzählen, wie oft ich gespült werden mußte, eine denkbar unangenehme Prozedur. Selbst meine Hals-Nasen-Ohren-Ärztin hatte einen Horror davor, weil bei mir inzwischen die zu durchstechenden Knochen stark vernarbt waren. Aber es halfen weder Antibiotika noch Bestrahlungen noch Inhalationen. Seit ich ‚öle', habe ich keine Probleme mehr mit meinen Nebenhöhlen, mußte kein einziges Mal mehr gespült werden.

Eine zweite positive Wirkung zeigte sich bei meinen Blasenproblemen. 1980 wurde mir wegen einer starken Gebärmuttersenkung die Gebärmutter entfernt. Etwa zwei Jahre nach der Operation stellte sich eine erneute Blasensenkung ein. Von einer Operation wurde mir dringend abgeraten, da man das Problem nur vorübergehend beseitigen könne. Ich solle lieber versuchen, damit zu leben. Durch den nun stets in der Blase verbleibenden Restharn hatte ich von nun an dauernd mit Harnwegsinfektionen zu tun. Regelmäßig mußte ich mit Antibiotika behandelt werden. Ich war Dauerpatient beim Urologen. Seit ich ‚öle‘, bleibt zwar nach wie vor Restharn in der Blase (gewissermaßen ein anatomisches Problem), aber die daraus resultierenden Infekte sind verschwunden. Ich muß also nur noch mit dem Problem des häufigen Wasserlassens leben, habe aber keine Blasenentzündung mehr gehabt."

Heilungsbericht:

Bronchitis mit hohem Fieber, Schmerzen in den Zehen, Entzündungen der Vagina

Herr V. aus S schreibt: „Meine Frau und ich therapieren im fünften Jahr. Anmerkung: Da meine Frau und ich grundsätzlich zur gleichen Zeit diese Anwendungen vollziehen, herrscht während dieser Zeit ‚absoluter Burgfrieden‘!

Meine Therapieerfolge (81 Jahre):

Meine ‚Überempfindlichkeit‘, beim geringsten Durchzug hohes Fieber (39-40 Grad Celsius) für mehrere Tage zu bekommen, ist völlig verschwunden. Die Bronchitis geheilt.

Die Therapieerfolge meiner Frau (78 Jahre):

Mit großer Regelmäßigkeit traten (…) im rechten Fuß am Ballen der beiden letzten Zehen erhebliche Schmerzen auf. Diese sind nach wenigen Wochen der Therapie völlig verschwunden. Vor der Therapie konnte sie nur Schuhe mit Einlagen tragen. Jetzt kann sie jeden normalen Schuh tragen.

Jahrelang litt sie unter einer Entzündung der Vagina, die kein Gynäkologe zu beheben wußte. Diese Entzündung ist nach ca. einer Woche Sonnenblumenöl-Anwendung bis zum heutigen Tag völlig verschwunden."

Heilungsbericht:
Trigeminusschmerzen, Hüftgelenkbeschwerden

Frau G. aus M.: „Seit Beginn der Veröffentlichung habe ich täglich die Ölspülung gemacht, wobei ich mir eine Linderung meiner sehr häufigen Trigeminusschmerzen erhoffte. Diese trat auch tatsächlich ein. Jetzt habe ich die Schmerzen höchstens zweimal im Jahr. So ganz nebenbei sind auch meine Hüftgelenkbeschwerden verschwunden, die mir vor einigen Jahren Sorgen bereitet hatten. Von Erkältungskrankheiten bin ich seit etwa 3 Jahren verschont geblieben.

Ich spüle jeden Morgen mit dem Öl und meistens auch am Mittag. Ich bin 72 Jahre alt. Immer wieder staune ich darüber, mit welch einfachen Mitteln Krankheit behandelt und Gesundheit erhalten werden kann."

Heilungsbericht:
Netzhautablösung, Bandscheibenleiden, Blasenentzündung, Magen- und Darmbeschwerden, Folgen einer schlecht ausgeheilten Kriegsverletzung am Finger, Schmerzen im Knie, Migräne, Zahnfleischprobleme

Frau K. aus M.: „(...) Mein Mann (Jg. 1926 und ich Jg. 1950) ‚ölen' seit nun bald 4 Jahren. In dieser Zeit hat sich einiges getan. Etwa 2 Jahre lang haben wir nur morgens ‚geölt', danach auch abends vor dem Schlafengehen. Bei akuten Krankheiten ‚öle' ich mehrmals am Tage und u.U. auch nachts, falls ich nicht schlafen kann.

Anfangs bekam ich auch einen enormen ‚Kräfteschub' (ich hörte das z.T. auch von anderen); ich wurde auch darauf angesprochen, daß ich mich ‚verändert' habe. Die Kräfte-Steigerung ließ verständlicherweise irgendwann nach, und ich kenne auch einige, die dann enttäuscht aufgehört haben.

Nachteilige Nebenwirkungen haben wir keine zu berichten. Die Erfolge in alphabetischer Reihenfolge:

Augen: Mein Mann hatte 1988 auf dem linken Auge und 1991 auf dem rechten Auge eine schwere Netzhautablösung. Als die Sehkraft nach der 2. Operation (des schlechteren Auges) bei 40% lag, meinten Augenklinik und Augenarzt, daß sich nun nichts mehr verbessern würde, letzterer sogar, man müsse froh sein, wenn sich diese 40% halten würden. Als mein Mann nach einem viertel Jahr untersucht wurde, lag seine Sehkraft bei diesem Auge bei sage und schreibe 60%!!! Und das hat sich nicht geändert.

Bandscheiben: Seit mein Mann ‚ölt', hat er viel weniger Beschwerden. Taucht gelegentlich doch mal etwas auf, verläuft das Ganze abgemildert und vergeht auch bald wieder.

Blasenentzündung: Gerade aktuell: Seit letztem Donnerstag hatte ich Schmerzen. Samstag, Sonntag und Montag war ich im Bett. Behandelt habe ich mich nur mit ‚Ölen' (oft), Echinacin-Tropfen[30] und Wärme (Heizkissen). (...) Am Mittwoch war alles wieder in Ordnung.

Bluthochdruck: Mein Mann leidet unter angeborenem Bluthochdruck und ist – dank entsprechender Medikamente - gut eingestellt. Trotz der relativ hohen Tabletten-Dosis hat er bis heute keine der schlimmen Nebenwirkungen zu spüren bekommen. Wir führen dies auf die gute ‚Entgiftung' des Ölens zurück.

Darm: (Die Absenderin beschreibt, wie sie bei starken Magen- und Darmbeschwerden besonders häufig Öl kaute.) Nach jedem Mal ‚Ölen' wurde es bis zum Morgen wieder besser.

Finger: Mein Mann hatte am linken Zeigefinger eine Kriegsverletzung, die damals nicht versorgt werden konnte. Der halbe Finger war immer wieder pelzig und gefühllos und die Haut verkrustet. Dies war nach relativ kurzer Zeit behoben und ist bis heute nicht mehr aufgetaucht.

---

[30] Echinacin ist ein Naturheilmittel, das zur Stärkung der körpereigenen Abwehrkräfte eingesetzt wird. Wesentliche Nebenwirkungen sind nicht bekannt.

Knie: Meine Knie haben schon nach Beginn des 20sten Lebensjahres sehr geknirscht und taten öfters weh. Heute spüre ich nichts mehr.

Migräne: Früher litt ich öfters unter starker Migräne. Ursache dafür war vermutlich eine Kieferoperation. Ab und zu habe ich noch Migräne-Beschwerden, aber nur schwach. Sie lassen sich dann mit vermehrtem ‚Ölen' oder – wenn es schneller gehen soll – mit einer Aspirin-Brausetablette beheben. (...)

Zähne: Mein Zahnfleisch war (nach Kieferoperation, Wurzelbehandlung etc.) zeitweise arg mitgenommen. Vor 2 Jahren meinte mein Zahnarzt, daß wir uns wohl bald nach einer neuen Lösung (statt abnehmbarer Brücke) umsehen müßten, und war sehr erstaunt, wie sich mein Zahnfleisch wieder erholt hatte. Ich habe ihm dann vom ‚Ölen' erzählt und ihm auch Auszüge - die Zähne betreffend – aus Ihren Leserbriefen zukommen lassen. Er war sehr beeindruckt (...)."

Heilungsbericht:

Magenbeschwerden, Magengeschwüre, lockerer Zahn

Frau C. aus B.: „Ich probierte das Öl-Kauen wegen meiner Magengeschwüre aus und hatte schon nach dreimaliger Anwendung keine Magenbeschwerden mehr, und auch ein locker gewordener Zahn hat sich wieder gefestigt. Vielleicht stellen sich auch für die Arthrose und die Schlafstörungen noch positive Auswirkungen ein. Den bisherigen Erfolg finde ich schon mal wie an ein Wunder grenzend (...)."

Heilungsbericht:

chronischer Tubenmittelohrkatarrh

Herr R. aus S.: „Viele Jahre habe ich an einem chronischen Tubenmittelohrkatarrh, beidseitig, gelitten. Oftmals wurde er mit Antibiotika ‚behandelt'. Selbst leichtere grippale Infekte wirkten sich verheerend auf mein Hörvermögen aus. Auch Hörgeräte konnten dann den Hörverlust nicht ausgleichen. Nachdem ich viele Jahre darunter gelitten hatte und merkte, daß die mir verordneten Medikamente verschiedenster Art immer weniger ansprachen, las ich in ‚Natur und Medizin' vom Ölspülen.

Ca. 3 Wochen spülte ich täglich zweimal. Es war nicht zu glauben, wie sich der Schleim löste und ich päckchenweise Taschentücher verbrauchte und es fast nicht mehr aufhören wollte.

Auch mein Allgemeinbefinden wurde merkbar besser. Nach dem völligen Abklingen der Beschwerden pausierte ich einige Wochen bzw. Monate und wiederholte die Ölspülkur aus prophylaktischen Gründen dann nochmals.

Das Ölspülen hat meine körpereigene Abwehr deutlich gestärkt. Die mich damals sehr belastenden Probleme mit dem Tubenkatarrh treten nicht mehr auf. Jedenfalls habe ich sie mit den ersten Anzeichen (Klopfgeräusche im Ohr) fest im Griff, wenn ich daraufhin einige Male morgens Öl spüle. Ölspülen halte ich aufgrund meiner eigenen Erfahrungen für eine ganz hervorragende Therapie bei allen Infektions- und Verschleimungskrankheiten im Kopf- und Brustbereich, die ich jedem empfehlen kann."

Heilungsbericht:

Akne, zu hoher Augeninnendruck (Glaukom), Sekretstau in der Nase, übermäßige Ohrenschmalzproduktion, Zahnstein

Frau W. aus K.: „Gerne berichte ich über die bisherigen Ergebnisse der Sonnenblumenöl-Therapie. Die Behandlung dauert jetzt 14 Tage an, wobei das ‚Schlürfen' dreimal täglich jeweils nüchtern durchgeführt wurde.

Die festgestellten Ergebnisse lauten im einzelnen:

Kopfhaut: Die insbesondere bei hektischer beruflicher Tätigkeit immer wieder aufgetretene Akne ist gänzlich verschwunden.

Augen: Der Innendruck (Glaukom) hat bei einer Messung den niedrigsten Wert seit vielen Jahren erbracht.

HNO: Die Atemwege sind völlig frei geworden; insbesondere während der Nacht gebildete feste Sekrete sind nicht mehr zu beobachten; die erhebliche Bildung von Ohrenschmalz ist vollkommen zurückgegangen.

Zähne: Die bisher sehr erhebliche Zahnsteinbildung ist nicht mehr festzustellen, und die Oberfläche der Zähne ist erheblich glatter geworden."

Heilungsbericht:

Ekzem im Gesicht, Darmstörungen, wiederkehrende fieberhafte Nasennebenhöhlenentzündungen, Halsschmerzen und Bronchitis

Frau N. aus H.: „Als ich den Bericht las, begann ich noch am gleichen Abend mit dem Ölschlürfen. Seit drei Jahren litt ich, eines defekten Darms wegen, an einem feuerroten, schmerzenden Ekzem, welches sich vom linken Nasenflügel nach dem Mund hinzog und auf Medikamente nicht mehr ansprach. Als ich am dritten Morgen beim Frisieren in den Spiegel sah, traute ich meinen Augen nicht. Von dem Ekzem war nicht die leiseste Spur mehr zu sehen. Bis heute bin ich völlig sauber im Gesicht und unendlich dankbar dafür. Wie häßlich war doch dieses Mal im Gesicht.

Nun sind sechs Wochen vergangen, und die Wunder haben noch kein Ende genommen:

Über 30 Jahre mußte ich in jedem Frühjahr und in jedem Herbst den HNO-Arzt wegen meiner – oft mit Fieber verbundenen – Stirn- und Nebenhöhlenentzündung konsultieren. Inhalationen, Spülungen, Bestrahlung. Oft hatte ich keine Stimme und der Hals schmerzte so unsagbar, als wenn auf dem rohen Fleisch Pfeffer und Salz lägen. In solchen Zeiten lag ich zu Bett. Ich übertreibe nicht – wirklich nicht.

Jetzt, nach 6 Wochen, weiß ich nichts mehr davon. Meine Nasenwände sind seidenweich, meine Taschentücher nicht mehr wie geleimt und voller bräunlicher Flecken. Zusätzlich zu all diesem ist auch noch meine Bronchitis verschwunden! (...)."

Heilungsbericht:

Parodontoseschmerzen, Kopfschuppen, Schuppenflechte

Frau K. aus B.: „Ich habe am Jahresanfang mit der Sonnenblumenöltherapie begonnen wegen schlimmer Parodontoseschmerzen. Diese waren bereits nach einem Monat weitgehend behoben.

Außerdem litt ich jahrelang unter starken Kopfschuppen und einer 10-Pfennig-großen Stelle an der Schläfe mit Schuppenflechte. Die Schuppen sind jetzt, nach 6 Monaten, vollständig verschwunden und auch die Schuppenflechte ist um die Hälfte geschrumpft."

Heilungsbericht:

Rückenschmerzen infolge degenerativer Veränderungen an der Wirbelsäule, Zahnfleischbluten, Kreislaufbeschwerden

Frau Z. aus F.: „Vor 20 Jahren – ich bin 80 Jahre alt – wurde nach einer besonders heftigen Attacke von Rückenschmerzen meine LWS zum ersten Mal geröntgt. Der Orthopäde sagte mir damals, daß sie alles, was an degenerativen Veränderungen möglich sei, aufweise. – Die Beweglichkeit war trotzdem immer gut, die Schmerzen ließen sich nicht wesentlich beeinflussen.

Als ich in Ihrer Zeitschrift von der Behandlung mit Sonnenblumenöl las, habe ich es sofort angewandt wegen Zahnfleischblutens und Kreislaufbeschwerden. Beides besserte sich. Seit etwa zwei Monaten ist aber auch eine erhebliche Verminderung meiner Rückenschmerzen eingetreten: Nachts bin ich fast frei von Schmerzen und kann mich nach allen Seiten umdrehen, und morgens brauche ich mich nicht mehr vorsichtig aus dem Bett zu wälzen, sondern kann mit Leichtigkeit aufstehen. Das Allgemeinbefinden ist deutlich besser als vor Jahren."

Heilungsbericht:

Hämorrhoiden, Krämpfe in Waden und Füßen nachts, Hautprobleme, Schlafstörungen, zu niedriger Blutdruck, Durchblutungsstörungen, starke Zahnsteinbildung

Herr H. aus E.: „(...)Nun habe ich bis März 1994, also 2 ½ Jahre täglich einmal geschlürft, Unterbrechung nur im Urlaub.

Am meisten hat sich mein Zahnarzt gewundert: Ich hatte fast keinen Zahnstein mehr, vorher immer sehr viel. Nun habe ich ½ Jahr unterbrochen und dabei festgestellt, daß der Zahnstein sich wieder verstärkt festsetzt (...).

Bei Hämorrhoiden tritt meist baldige Linderung ein, nächtliche Krämpfe in Füßen und Waden sind nach 9 Monaten verschwunden, reinere Haut bekam ich nach einem Jahr. Ebenso sind dicke Adern an Oberschenkeln und Wade nicht mehr so prall gefüllt. Die seit ca. 40 Jahren bestehenden Schlafstörungen klangen nach 2 Jahren ab. Nach gut einem Jahr hat sich mein schon immer niedriger Blutdruck normalisiert und die Durchblutung ist besser geworden. Alle meine Bekannten, die längere Zeit durchhalten, sind wie ich gesundheitlich zufrieden."

Heilungsbericht:

häufig wiederkehrende Erkältungen mit Halsschmerzen, Zahnfleischbluten

Frau E. aus U.: „Seit ca. 1 Jahr ‚kaue' ich morgens Sonnenblumenöl. Ich stelle fest, daß ich kaum noch an einer Erkältung, insbesondere an Halsschmerzen, leide und das lästige Zahnfleischbluten – damit eine eventuelle spätere Lockerung der Zähne – verschwunden ist."

Heilungsbericht:

wiederkehrendes Sodbrennen

Frau H. aus E.: „(...) Ich litt seit vielen Jahren an starkem Sodbrennen. Verschreibungspflichtige Medikamente halfen zwar, solange ich diese einnahm. Nun mache ich seit einiger Zeit die Sonnenblumenöl-Therapie, und zwar spüle ich morgens und abends. Es ist kaum zu glauben, aber das Sodbrennen ist weg und mein Magen fühlt sich angenehm, ich möchte sagen, ‚gelöst' an."

Heilungsbericht:

Atemnot schon bei geringen körperlichen Anstrengungen, Schlafstörungen, chronische Nasennebenhöhlenentzündung mit starken Kopfschmerzen, Zahnstein

Herr A. aus S.: „Jahrgang 1923 – nach der Kriegsgefangenschaft hatte ich manchmal Atemnot, ohne mir etwas dabei zu denken. Diese Beschwerden wurden immer schlimmer. 1992 konnte ich z.B. nur noch so langsam radfahren, daß ich kaum die Balance halten konnte. Die verschriebenen Medikamente brachten fast nichts und führten zu allergischen Reaktionen. Treppensteigen fast auf allen Vieren mit vielen Pausen.

Mitte 92 erfuhr ich mittels Fotokopie Ihres Artikels 1/91 von der Sonnenblumenöltherapie. Ich hab's versucht! Sofort und konsequent! Besserung umgehend. Aber richtiger Fortschritt trat erst nach einem Jahr ein. So oft wie möglich kaue ich Öl. M.E. ist es dabei unerheblich, welches Öl verwendet wird. Treppensteigen macht mir nicht mehr Probleme als meinen Altersgenossen. Ich kann wieder durchschlafen und radfahren. Cortison wurde mir erspart, wie auch das Lungenemphysem[31]. Ein befreundeter Arzt spricht von einem ‚Wunder' (Er ist Schulmediziner und daher zu

---

[31] Beim Lungenemphysem kommt es zu einer Blähung bzw. zu einer übermäßigen Erweiterung der Lunge, die als nicht rückbildungsfähig gilt.

entschuldigen). Meine chronische Stirnhöhlen-Nebenhöhlen-Entzündung ist verschwunden und damit die rasenden Kopfschmerzen. Ich kann ungehindert durch die Nase atmen. Und mein Zahnarzt wundert sich über fehlenden Zahnstein."

Heilungsbericht:
wiederkehrende Zahnfleischentzündungen mit Abszeßbildungen, Erkältungen, dauerhafte Schlafstörungen

Frau K. aus P.: „Seit genau zwei Jahren wende ich jeden Morgen dieses alte ukrainische Volksheilmittel an – welches mir übrigens auch von meinem behandelnden anthroposophischen Hausarzt empfohlen wurde. Und zu meinem Erstaunen und zu meiner Freude muß ich folgende Tatsachen feststellen: Meine regelmäßig auftretenden Zahnfleischentzündungen, verbunden mit schmerzhaften Abszessen, sind seit dieser Zeit nicht mehr vorhanden. Auch blieb ich seit zwei Jahren von jeglicher Erkältung verschont und meine auch, daß sich meine schon chronisch gewordenen Schlafstörungen wesentlich gebessert haben. Kurzum: Ich fühle mich so aktiv und unbeschwert wie seit einigen Jahren nicht mehr!"

Heilungsbericht:
häufig wiederkehrende Nasennebenhöhlenentzündungen, Schleimhautentzündungen am Kiefer, zu niedrige Hb-Blutwerte

Frau K. aus G.: „(...) Begonnen hatte ich diese Therapie wegen ständiger Nasennebenhöhlenentzündungen. Die trockenen Schleimhäute wurden wieder geschmeidiger und die Nebenhöhlenentzündungen gingen nach einigen Wochen zurück und später ganz weg. Ein guter Nebeneffekt war, daß die Schleimhautentzündungen am Kiefer verschwanden. Diese plagten mich schon über Jahre. Immer wieder nahm ich Salben und Tinkturen.

Doch das wirkte fast nicht. Durch das Sonnenblumenölkauen wurde der Kiefer sehr gut. Nur bei Erkältungen drücken die Prothesen noch mal."

Festgestellt hab ich noch, daß mein Blutbild seit dieser Zeit in Ordnung ist. Mein Hb-Wert sackte über Jahre immer wieder ab, und ich bekam einige Male im Jahr Spritzen. Der Erfolg muß mit dieser Öltherapie zusammenhängen. Ich habe die Lebensweise und nichts anderes geändert. Mein Arzt versteht das nicht. Ich habe ihm allerdings von dieser Therapie auch nichts gesagt. Erklären kann ich mir das nicht, doch ich freue mich darüber."

Heilungsbericht:

häufige Erkältungen, Halsschmerzen, Dauerhusten, Nasennebenhöhlenentzündungen, Zahnfleischbluten, Schwindelgefühle, Mattigkeit

Frau A. aus O: „Seit Ihrer ersten Veröffentlichung im Januar 1991 nehme ich regelmäßig morgens eine Ölspülung vor. Mein heutiges gesundheitliches Befinden ist nicht zu vergleichen mit der Zeit vor über 4 Jahren. Damals litt ich unter ständigen Erkältungen, Halsschmerzen, Dauerhusten, Nasennebenhöhlenentzündungen, Zahnfleischbluten, Schwindelgefühlen und Mattigkeit. Alles dies ist nun längst vorbei und ich freue mich, wenn ich keine Angst mehr vor nassen, kalten, schmuddeligen Wintertagen haben muß. Ich habe diese Sonnenblumenöltherapie schon vielfach weiterempfohlen."

Heilungsbericht:

Taschenbildung am Zahnfleisch

Frau W. aus H.: „(...) Ich hatte vor Beginn der Öltherapie zwischen 2 Backenzähnen im Oberkiefer nach der Überkronung eines Zahnes eine ‚Tasche', in der sich immer wieder Eiter bildete und die entsprechend vom Zahnarzt behandelt werden mußte. Inzwischen ist die ‚Tasche' zugeheilt. Ich war erst vor wenigen Wochen beim Zahnarzt, der festgestellt hat, daß alles in Ordnung ist. Er hat mir empfohlen, weiter die Öltherapie durchzuführen, da diese ganz offensichtlich das Zahnfleisch festigt."

Heilungsbericht:

Rauschen in den Ohren, Bronchialbeschwerden, Rheuma, geschwächtes Allgemeinbefinden

Frau E. aus B.: „(...) Ich konnte es kaum glauben – schon nach einer der ersten Behandlungen, vielleicht sogar nach der ersten, war das so unangenehme Rauschen im Kopf bzw. in den Ohren, das manchmal an der Grenze des Erträglichen gewesen war, entweder für Stunden völlig weg oder doch mehr oder weniger reduziert, also erträglich, mitunter nicht mehr bewußt wahrgenommen. Und so ist es heute, nach einem Jahr, noch immer. Was das nach Jahren der Plage bedeutet, werden sich Betroffene vorstellen können. Darüber hinaus keine Bronchialbeschwerden im vergangenen Winter, Stabilisierung des Allgemeinbefindens, Reduzierung der Rheumabeschwerden."

Heilungsbericht:

chronischer Bronchialkatarrh, Einschlafstörungen, Magenverstimmungen, Haar- und Hautprobleme

Frau E. aus T.: „(...) Als erstes bemerkte ich gleich eine Besserung bei einem chronischen Bronchialkatarrh. Er löste sich spürbar in der Brust und ließ sich mühelos abhusten. (...) Als zweite positive Erfahrung empfand ich das mühelose Einschlafen, wenn ich die Anwendung abends kurz vor dem Schlafengehen machte. Als dritte besonders angenehme Erfahrung stellte sich heraus, daß mein überempfindlicher Magen (Magenschleimhaut) sich beruhigte, auch nach Diätfehlern, Alkohol etc., wenn ich beim ersten Anzeichen einer Magenverstimmung sofort Sonnenblumenöl anwendete, notfalls dann dreimal täglich.

Meine Tochter macht ebenfalls die Sonnenblumenöl-Anwendung mit beinahe den gleichen Erfahrungen. Zusätzlich hat sie festgestellt, daß ihr Haar und die Haut schöner geworden sind. (...)"

Heilungsbericht:

Schmerzen an einem Brückeneckzahn, chronische Bronchitis, Durchblutungsstörungen des Auges mit Beeinträchtigung der Sehfähigkeit nach einer Thrombose, Arthrose in den Knie- und Hüftgelenken, Kopfschmerzen, Erkältungen

Frau G. aus R.: „(...) Schon nach einigen Tagen bemerkte ich, daß ein Brückeneckzahn, der immer empfindlich war, nicht mehr schmerzte. Nach etwa 5 Wochen stellte ich fest, daß der morgendliche Dauerhusten immer weniger wurde. Im Laufe der Zeit besserte sich das linke Auge – sehr zur Freude meiner Augenärztin – und das rechte Auge, welches durch eine Thrombose vom Sehnerv trotz Augenklinikaufenthaltes nicht zu retten war, hat etwas an Sehkraft zugelegt. Nach weiteren Zeitabständen ließen die Arthroseschmerzen nach, in den Hüften vollständig und in den Knien zum Teil – so daß ich heute gut damit umgehen kann. Das Sonnenblumenöl verminderte also auch Schmerzen aller Art, auch Kopfschmerzen, zudem sind früher häufige schwere Erkältungen sehr viel weniger geworden und sie treten in einer viel milderen Form als früher auf! Ich bin 82 Jahre alt und freue mich, daß ich so viel für meine Gesundheit tun kann! (...)"

Heilungsbericht:

Nebenhöhlenvereiterung

Frau G.-W. aus E.: „In den ersten Wochen war deutlich zu ‚schmekken', daß aus den Nebenhöhlen ‚gammelige' Absonderungen heruntergezogen wurden. Nach ca. ¼ Jahr war kein schlechter Geschmack mehr an den Absonderungen, die bei jeder Behandlung herunterzogen, mehr festzustellen. Ich hörte dann mit der Sonnenblumenöl-Behandlung auf und habe sie nur wiederholt, als ich eine Erkältung bekam. Nach kurzer Zeit hörte auch da wieder der zu bemerkende schlechte Geschmack der Absonderungen aus den Nebenhöhlen auf, und ich beendete wieder die Kur."

Heilungsbericht:

häufig wiederkehrende Erkältungen, chronische Bronchitis

Frau C. aus W.: Ich leide immer wieder unter schweren Erkältungen und unter chronischer Bronchitis. Mein Arzt meinte, ich müsse vorsichtig sein, daß mir diese wiederkehrenden Infekte nicht aufs Herz schlügen. Denn dadurch könnten bleibende Schäden verursacht werden.

Seit reichlich einem Jahr spüle ich regelmäßig morgens mit dem Öl. Seit dieser Zeit habe ich keine Erkältung mehr gehabt und mußte keine Medikamente mehr einnehmen. Auch mein Allgemeinzustand hat sich gebessert. Ich fühle mich jetzt wesentlich leistungsfähiger."

Heilungsbericht:

chronischer Husten, Depressionen, Angstzustände, Suizidgedanken

Frau P. aus J., 65 Jahre alt, ehemalige Sonderpädagogin, schreibt nach dreimonatiger Erfahrung mit der Ölziehkur: „(...) Ein seit 1960 bestehender Husten unklarer Genese und therapieresistent nimmt an Häufigkeit und Intensität ab. (...)

Mich bewegt ein anderer Problemkreis: Depressionen, Angstzustände, Suizidgedanken (...). Vor allem beim Erwachen ist der absolute Tiefpunkt erreicht, bis ich mein Öl kaue, dann sieht alles schon nicht mehr so hoffnungslos aus. Ähnliche Erfahrungen habe ich auch schon im Laufe des Tages gemacht, auch, wenn ich mich durch selbstgeschaffene Hektik total ‚zerfusselte': So sehne ich meine ‚Ölkauzeit' oft schon herbei (...), nur damit die Psyche wieder ‚hochkletterte'. Hätte ich Einfluß, würde ich auf einer entsprechenden psychiatrischen Station einen Versuch laufen lassen: 2-3 Wochen lang alle Psychopharmaka absetzen, dafür dreimal täglich ‚Ölkauen'. Ich bin sicher, man würde Bemerkenswertes beobachten können."

Heilungsbericht:
Depressionen

Frau R. aus D.: „Seit ca. 1 Jahr mache ich die ‚Sonnenblumen-Therapie' (...) und ich stelle fest, daß meine häufige tiefe Traurigkeit mich nicht mehr so oft überfällt."

Heilungsbericht:
nervlich bedingte Beschwerden

Frau S. aus W.: „(...) Besonders hat meinen Mann auch die ausgleichende Wirkung der Öltherapie auf nervlich bedingte Beschwerden beeindruckt."

Heilungsbericht:
Schlafstörungen

Frau S. aus B.: „Bis jetzt konnte ich nur feststellen, daß ich sehr gut schlafe. (...)"

Heilungsbericht:
Arthrose in beiden Hüftgelenken, Erkältungen

Frau B. aus G.: „Als ich 72 Jahre alt war, stellte ein Orthopäde bei mir beidseitige beginnende Hüftarthrose fest. Die Schmerzen wurden dauerhafter – Tag und Nacht – schließlich ging ich mit einer Krücke.

Ich las von der Sonnenblumenölkur und begann sie. Zusätzlich rieb ich die Hüften mit Beinwellsalbe ein. Nach 7 Monaten wurden die Schmerzen weniger, nach 1 Jahr lief ich wieder ohne Krücken. Nach 1 ¼ Jahr hörte ich mit der Ölkur auf. Ich war danach so gut wie schmerzfrei und merke sie heute nur noch wie einen Hauch. Bei Erkältungen kaue ich 8-10 Tage Öl und habe Erfolg. (...)"

Heilungsbericht:

erhebliche Schmerzen in der Schulter und im Knie, rheumatische Beschwerden

Herr S. aus K.: „Meine Erfahrungen mit der Sonnenblumenöl-Therapie sind denkbar gut. Ich hatte erhebliche Beschwerden in der rechten Schulter, so daß ein ungestörter Nachtschlaf nicht mehr möglich war. Das änderte sich bereits nach wenigen Tagen des Mundspülens mit gewöhnlichem, im Supermarkt gekauftem Sonnenblumenöl. Ich kann jetzt wieder ungestört auf der rechten Seite liegen, ohne daß die Schulter ‚revoltiert'. Als unverhoffte ‚Nebenwirkung' besserten sich auch die Beschwerden im rechten Knie, das früher nach jedem Spaziergang heftig schmerzte. Auch diese Beschwerden sind vorbei.

Meine positiven Erfahrungen sind inzwischen von Bekannten, denen ich von der Sonnenblumenöl-Therapie berichtet hatte, bestätigt worden. Ein Bekannter, der nachts ohne Schmerztabletten nicht mehr schlafen konnte, konnte schon nach wenigen Tagen des Spülens mit Sonnenblumenöl wieder ohne Tabletten ruhig schlafen. Auch bei anderen Bekannten besserten sich insbesondere rheumatische Beschwerden entscheidend. (...)"

Heilungsbericht:

Thrombose

Frau S.: „Ich begann mit dem Ölkauen, da ich nach einem Skiunfall eine lebensgefährliche Thrombose hatte. Mehrere medizinische Kapazitäten teilten mir gleichlautend mit, daß ich auf das Präparat Marcumar[32] angewiesen sei und ‚Zeit meines Lebens' Gummistrümpfe tragen müsse. Bei der letzten Nachuntersuchung schaute der Gefäßspezialist immer wieder auf die Röntgenaufnahmen und auf meine Beine und sagte mehrmals: ‚Es ist wie ein Wunder, es ist wie ein Wunder, alles wieder in Ordnung!' Ab sofort brauche ich keine Medizin und Gummistrümpfe mehr. Da ich so dankbar bin, habe ich immer Fotokopien vom ‚Sonnenblumenöl-Kauen' bei mir und kann so viele Menschen auf dieses Wunderheilmittel aufmerksam machen."

Heilungsbericht:
urologische Beschwerden

Frau L. aus T.: „ (...) Bei einem Besuch bei meiner Freundin kamen wir eines Abends auf unsere Gesundheit zu sprechen (wir sind gerade über 80), und ich hörte, daß sie jedes Vierteljahr zum Urologen müsse. Meinen Vorschlag, sie solle die Sonnenblumenöl-Therapie machen, nahm sie mit Freuden an und rief mich nach ca. 3 Monaten an: ‚Ich brauche nicht mehr zum Urologen!' – Und das bis jetzt, was sie mir dieser Tage bestätigte. (...)"

Heilungsbericht:
starke Parodontose

Frau K.: „ (...) Bereits mit etwa 30 Jahren litt ich an schwerer Parodontose, so daß ich vieles, wie vor allem Obst, zeitweilig überhaupt nicht essen konnte. Außerdem bildete sich außergewöhnlich stark Zahnstein, dessen Entfernung – bei freiliegenden Zahnhälsen – eine ‚besondere Sache' war.

Nachdem ich täglich einen Eßlöffel Sonnenblumenöl kaue und schlürfe, hat sich alles, übrigens zu Beginn nach wenigen Wo-

---

[32] Marcumar wird in der Schulmedizin als Mittel zur Verminderung der Blutgerinnung angewandt.

chen, bestens regeneriert. Meine Zahnärztin war verblüfft. Festes, gesundes, durchblutetes Zahnfleisch, zuvor wackelnde Zähne wieder fest, keinerlei Zahnstein mehr, und das seit Jahren.

Heilungsbericht:
Eiternde Fistel am Unterkiefer

Herr D. aus B.: „Im Jahre 1985 bildete sich an meinem linken Unterkiefer eine eiternde Fistel. Medikamente wirkten – wenn überhaupt – nur wenig und lediglich für kurze Zeit. Einen kieferchirurgischen Eingriff lehnte ich ab. Als ich (...) über die Sonnenblumenöl-Therapie las, begann ich, meinen Mund täglich einmal auf die empfohlene Weise mit Sonnenblumenöl zu spülen. Nach etwa vier Wochen war die Fistel vollkommen abgeheilt. Bis heute ist sie nicht wieder aufgetreten. (...)"

Wenn der gewünschte Erfolg nicht eintritt

Keine einzige Heilmethode auf der ganzen Welt führt immer dort zum gewünschten Heilerfolg, wo man sie anwendet. Auch die Ölziehkur ist keine Wunderwaffe, die alle Krankheiten mit einem Schlag ausrotten wird. Das muß nicht einmal an der Methode selbst liegen. Manchmal sind es die Menschen, die ihrer eigenen Heilung unbewußt im Wege stehen. Denn Krankheit ist ja nicht immer etwas durch und durch Unangenehmes. Krankheit bringt manchmal auch Gewinn. Sie kann uns Zuwendung von unseren Mitmenschen verschaffen, die wir auf andere Weise nicht bekommen können. Oder sie gibt uns mehr Ruhe und mehr Zeit, indem sie uns vor übermäßiger beruflicher oder persönlicher Belastung schützt. Krankheit ist in unserer Gesellschaft – noch – die einzige akzeptierte Form, sich zeitweise aus dem Verkehr zu ziehen, wenn der Zusammenbruch durch Überlastung droht.

Rückmeldungen über Mißerfolge – ihre wahrscheinlichen Ursachen

Groß ist die Zahl der Rückmeldungen über erfolglos gebliebene Ölziehkuren nicht. Möglicherweise haben sich nicht alle ohne Heilerfolg Gebliebenen gemeldet. Wer begeistert ist, greift leichter „zur Feder". Bei der Redaktion der Zeitschrift *Natur & Medizin* gingen aufgrund ihrer Veröffentlichungen zur Ölziehkur am Anfang der 90er Jahre mehrere Hundert positive, aber nur 22 negative Rückmeldungen ein. 10 davon berichteten über erfolglose Ölanwendungen. 12 Zuschriften enthielten Berichte über Nebenwirkungen oder Verschlechterungen. Dieses Ergebnis stimmt ungefähr mit der Untersuchung der holländischen Ärztin Dr. Rosi Frey überein, nach der 80% der Patienten eine spürbare Besserung bis hin zur völligen Heilung mit der Ölziehkur erreichen konnten (s. Kapitel: Erste Forschungsergebnisse über Heilerfolge der Ölziehkur: eine holländische Ärztin fragt nach).

Bei den allermeisten Patienten, die keine positiven Veränderungen erreichten, war mit hoher Wahrscheinlichkeit die Dauer der Ölanwendung zu kurz. Etliche von ihnen berichteten bereits nach nur wenigen Tagen, Wochen bzw. nach zwei Monaten über den nicht eingetretenen Erfolg. Die Untersuchung von Frau Dr. Frey dauerte insgesamt nur zwei Monate. Solche Zeiträume sind einfach zu kurz, um bei oftmals seit Jahrzehnten bestehenden Leiden einen durchgreifenden Heilungserfolg zu erreichen. Ein Jahr regelmäßiger Ölanwendung ist mindestens erforderlich, um zuverlässig über Erfolg oder Mißerfolg der Ölziehkur entscheiden zu können. Selbst nach mehr als einem Jahr treten bei chronischen Krankheiten oft noch Heilungserfolge ein.

Vereinzelt gab es Berichte über Übelkeit und Unbehagen in Zusammenhang mit dem Ölschlürfen. Wahrscheinlich hatte hier das Gefühl, Öl für längere Zeit im Mund behalten zu müssen, negative Empfindungen ausgelöst. Während die meisten Menschen das Ölziehen als neutral oder sogar als angenehm empfinden, kommt es doch mitunter vor, daß jemand das Gefühl, Öl im Mund behalten zu müssen, als unangenehm empfindet oder sich vor Öl ekelt.

Eine Patientin, Frau K. aus T.[33], die unter Schuppenflechte leidet, berichtete beispielsweise nach vier Wochen Öltherapie:

„Die Hauterscheinungen sind seitdem jedoch nicht besser geworden, eher das Gegenteil ist der Fall. Ferner habe ich seit einigen Wochen ständig eine ‚laufende Nase', was m.E. von der Therapie kommen könnte."

Bei dieser Patientin hatten die vier Wochen offenbar gerade erst ausgereicht, um den Entgiftungsprozeß richtig in Gang zu bringen. Frau K. deutete diese beginnende Ausscheidung von Krankheits- und Schlackenstoffen über die Nasenschleimhäute fälschlicherweise als neu auftretendes Krankheitssymptom.

Ähnlich zeigt sich im Bericht von Frau L. aus H. offenbar eine Erstverschlimmerung alter Leiden. Die Patientin deutet sie zu Unrecht als Mißerfolg der Ölziehkur:

„Wegen meines hohen Blutdrucks versuchte ich die Therapie. Eine Weile, ca. 3-4 Wochen, habe ich diese Sonnenblumenöl-Spülung gemacht. Ich mußte aufhören, denn meine Schilddrüse wurde zu sehr angeregt, so daß ich die alten Beschwerden hatte, die ich schon überwunden glaubte. Ich hatte jahrelang nichts mehr gemerkt von der Schilddrüsenüberfunktion."

Einige Berichte liegen vor über das Herausfallen von Zahnfüllungen und Teilüberkronungen während der Ölanwendungen. Möglicherweise hätten sich diese Füllungen auch ohne Ölanwendung gelöst. Doch es ist nicht ganz auszuschließen, daß alte Füllungen sich durch die Ölspülungen leichter lösen. Öl hat die Eigenschaft, selbst in die feinsten Ritzen zu dringen und dort seine hervorragende Schmierwirkung zu entfalten.

---

[33] Dieses und das folgende Beispiel zit. n. Boes 1996, 75

Stichwortverzeichnis

Hier finden Sie in alphabetischer Reihenfolge geordnet Hinweise zu allen Krankheiten, zu denen Informationen in Zusammenhang mit der Ölziehkur vorliegen. Wenn eine Krankheit hier nicht genannt ist, so bedeutet das keinesfalls, daß die Ölziehkur bei diesem Krankheitsbild nicht hilft. Wir haben lediglich bislang keine Informationen hierüber bekommen. Ein Versuch mit der Ölziehkur lohnt sich bei jeder Krankheit.

Abszeßbildungen **119**
Akne **98, 101, 114**
allergische Reaktionen **118**
Alterserscheinungen 64, 68, 69
Angst 22, 36, 52, 55, 91, 120
Angstzustände **123**
Appetitlosigkeit 25
arterielle Beschwerden 69
Arterienverkalkung 60, 62, 64, 68
Arthrose 15, 16, 25, 89, 105, 113
Arthrose in beiden Hüftgelenken **124**
Arthrose in den Knie- und Hüftgelenken **122**
Asthma 42, 50, 52, 62, 68, **89, 99**
Astigmatismus 93
Atemnot 89
Atemnot schon bei geringen körperlichen Anstrengungen **118**
Auge, trockenes 42, **88**
Augenbrennen **88**
Augenentzündungen nach Staroperation **92**
Augeninnendruck, zu hoher ... **114**
Auswüchse, lebensgefährliche 15
Bandscheibenleiden **111**
Basaliom **97**

Bauchweh 25, 26
Beschwerden beim Wasserlassen 68
Blasenentzündung(en) **109, 111**
Blasenprobleme 60, 109
Blasensenkung 110
Blut 32, 42, 44, 51, 59, 75, 97
Blutdruck, hoher 25, 82, 129
Blutdruck, niedriger **117**
Blutfettwerte, zu hohe 60, 82
Bluthochdruck 50, 112
Blutkrankheit(en) 11
Blutkrankheit(en), chronische 11, 15, 16
Blutschwamm **96**
Blutsenkungswerte **103**
Blutungen 100
Blutzuckergehalt, zu niedriger im Blutserum 25
Bronchialbeschwerden **121**
Bronchialkatarrh, chronischer **121**
Bronchiektasen **100**
Bronchien 91, **103, 104**
Bronchitis 15, 52, 68, 69, **90, 91, 99, 115**
Bronchitis mit hohem Fieber .. **110**
Bronchitis mit krankhafter

130

Erweiterung von Bronchial-
Ästen 100
**Bronchitis,
chronische**........ **42**, **105**, **122**, **123**
**Bronchitis, chronische
mit Fieber** **104**
Bronchitis, eitrige 98
Cholesterinspiegel, erhöhter 59
Cholesterinwerte, erhöhte 62
Cholesterinwerte, zu hohe 60, 68
chronische Erkrankungen 20, 72
chronisches Müdigkeits-
syndrom 25, 42
Darmerkrankungen 15, 42
Darmstörungen **115**
dauerhafte Schlafstörungen.... **119**
Dauerhusten............................. **120**
Dauerhusten, morgendlicher 122
Depressionen 42, 50, 55, 67, 83,
123, **124**
depressive Verstimmungen 68, 69
Depressivität 25, 26
Diabetes................................... 71
Durchblutungsstörungen **117**
**Durchblutungsstörungen des
Auges mit Beeinträchtigung
der Sehfähigkeit nach einer
Thrombose** **122**
Einschlafstörungen **121**
**eiternde Fistel am Unter-
kiefer**................................... **127**
eitrige Mandeln...................... 104
Ekzem im Gesicht **115**
Ekzeme **15**, **45**, **50**
Ekzeme an den Händen............ **95**
Emphysem **100**
Entgiftung 21, 26, 28, 30, 31, 32, 44
Entzündung(en) 59, 69, 88
Entzündung eines Gelenks 106

Entzündungen der Vagina 110
Entzündungen verschiedener
Organe 100
Entzündungen, chronische 72
Enzephalitis 15
Erkältung(en) 25, **90**, **103**, 104,
119, 120, **122**, 123, 124
**Erkältungen mit Hals-
schmerzen**..................... **91**, **117**
Erkältungen, häufige........ **120**, **123**
Erkältungskrankheit(en) ... **71**, **89**,
90, **111**
Feuermal im Gesicht **96**
Fieber 58, 100, **101**, 110, 115
Fieberschübe 100
Fingerverletzung **111**, 112
Föhnempfindlichkeit **91**, **92**
Frauenkrankheiten 15
freie Radikale, Schutz gegen 51, 64
Frust 41
Gallenblase 33, 58, 59, 68, 69, 89
Gallensteine 89
Gebärmuttersenkung 109
Gedächtnis 63, 69, 106
Gedächtnisfunktion.................. 64
Gedächtnisstörungen........ **50**, **106**
Gehörgangsekzeme **94**
Gelenkbeschwerden.............. 25, 26
Geruchssinn, Beeinträchtigung 94
**geschwächtes Allgemein-
befinden** **121**
Geschwulst, bösartige 106
Glaukom **114**
grippale Infekte......... **90**, **108**, 113
Grippe **89**, **101**
Gürtelrose **71**
Haar- und Hautprobleme........ **121**
Haare werden dichter **92**
Haarausfall................................ **50**

Halsschmerzen 25, 26, **91**, **115**,
                                117, **120**
Hämangiom **96**
Hämorrhoiden **117**
Harnweginfektionen **109**
Hautauschläge 45, 50, 52, 55, 68
**Hautausschlag an
den Händen** **95**, **98**
Hauterkrankungen 42, 58, 68, 71
Hautgeschwulst am Hals **97**
Hautkrankheiten 68
Hautprobleme 25, 60, 68, 83,
                              112, **117**, **121**
Hautunebenheit 97
Hb-Blutwerte, zu niedrige **119**
Hefepilze 107
Heiserkeit 107
Herpes 71, **89**
**Herpes an Lippen und in
der Mundhöhle** **103**
Herz 15, 33, 35, 55, 59, 62, 64,
                                  69, 101, 123
Herz-Kreislauf-Erkrankungen 60,
                                          68, 69
Herzklappe, Erkrankung der 101
Herzleiden 102
Herzrhythmusstörungen **87**
Heuschnupfen 42, 50, 62, 68
Hirnhautentzündungen 15
Hitzewallungen 25
Hornhautentzündung **88**
Hornhautverkrümmung 93
Hörvermögens, Schwäche des 105
Hospitalinfektionen 100
Hüftgelenkbeschwerden **111**
Husten 68, **91**, **101**, **103**, 104
Husten, chronischer ... **90**, **102**, **123**
Hypoglykämie 25
Immunabwehr 42, 64, 74, 75, 78

Infarkt 15, 59
Infektions- und Verschleim-
ungskrankheiten im Kopf-
und Brustbereich 114
Infektionskrankheiten 74
Jucken an Haut und After 25
kalte Füße 25
Keratitis sicca **88**
**Kieferhöhlenvereiterungen,
wiederkehrende** **109**
Kieferoperation 113
Klimakterium 67
Klopfgeräusche im Ohr 114
Konzentrationsstörungen 25
Kopfschmerzen ... 15, 26, 28, 42, 43,
                              50, 55, 83, **118**, **122**
Kopfschuppen **116**
**Krämpfe im Bereich der
Waden und Fußgelenke** **99**
**Krämpfe in Waden und Füßen
nachts** **117**
Krebs 40, 42, 44, 45, 46, 48,
                              51, 52, 64, 72, 76
Kreislauf 42, 59, 62, 64, 69
Kreislaufbeschwerden **116**
Kriegsverletzung am Finger ... **111**
Lähmungen 15
laufende Nase 129
Leber .. 11, 32, 33, 42, 58, 59, 68, 69
Lebererkrankung 15
Lidrandentzündungen **88**
Lunge 11, 15, 33, 42
Lungen, Stärkung der 68
Lungenembolie 97
Lungenemphysem 118
Lungenentzündung 100
Magen 11, 15, 27, 32, 33,
                                63, 93, 118, 121
Magen- u. Darmbeschwerden 111

Magen- und Darminfekte 71
Magen- und Darmprobleme 69
**Magen- und Darm-
verkrampfungen** **108**, 109
Magenbeschwerden **113**
Magengeschwüre 15, **113**
Magenleiden **104**
**Magenschleimhaut-Entzün-
dungen** **106**
Magenschmerzen 25, **102**
Magenverstimmungen **121**
Mandelentzündung **93**
Mandelvereiterungen **104**
Mattigkeit 25, **120**
Melanom 106
Migräne 25, 26, 62, 67, 68, **111**, 113
Milz 33, 63
Mitralstenose 101
Morgenmüdigkeit 25
Müdigkeit 25, 26, 28, 42, 55, **91**
Muskelkrämpfe 25
Nasennebenhöhlen 25, 103
Nasennebenhöhlen, Vereiter-
ungen der 90
**Nasennebenhöhlen-
entzündung(en)** 45, **93**, **115**,
119, **120**
**Nasennebenhöhlen-
entzündung, chronische mit
starken Kopfschmerzen** **118**
Nasennebenhöhlenentzündungen
76, 78, 79
Nebenhöhlenentzündungen **91**
**Nebenhöhlenentzündungen als
Folge einer Kriegsverletzung 108
Nebenhöhlenentzündungen
mit Beeinträchtigung
des Geruchssinns** **94**
Nebenhöhlenvereiterung **122**

Nerven 15, 22, 42, 61, 63, 69
Nervenleiden 11
**nervlich bedingte Be-
schwerden** **124**
Nervosität 26
Netzhautablösung **111**, 112
Neurodermitis 42, 45, 52, 68, **95**
Nierenbeschwerden 15
offene Beine 25
Ohrenschmalz 95
**Ohrenschmalzproduktion,
übermäßige** **114**
Ohrenschmerzen **94**
Paralyse 15
Parodontose **126**
Parodontoseschmerzen **116**
**Periarthritis im Schulter-
und Armgelenk** **106**
Pilzbefall im Darm und in
der Mundhöhle 107
Pilzerkrankungen 42, 71
Polymyalgia rheumatica **107**
Prostata 68
Prostata, Vergrößerungen der 61
Pseudomonas aeruginosa 100
Rauschen in den Ohren **121**
Regel 50, 69
Reizblase 45, 50, 61, 68
Rheuma 42, 43, 89, **121**
rheumatische Beschwerden 59, 69,
125
rheumatische Erkrankung **107**
Röcheln beim Atmen 104
Rückenschmerzen 25, 50
**Rückenschmerzen infolge de-
generativer Veränderungen
an der Wirbelsäule** **116**
Sauerstoffversorgung der Zellen 63
Schilddrüsenüberfunktion 129

Schlaf- und Gedächtnis-
  störungen 106
Schlafkrankheit 15
Schlafstörungen .. 25, 72, 113, **117,
  118, 119, 124**
Schleimabsonderungen 26, 103
Schleimhautentzündungen
  am Kiefer 119
Schmerzen an den Bändern
  der Kniegelenke 25
**Schmerzen an einem Brücken-
  eckzahn** **122**
Schmerzen im Knie **109, 111**
Schmerzen in den Zehen **110**
Schmerzen in der Brust 25
**Schmerzen in der Schulter
  und im Knie** **125**
Schmerzen in der Stirnhöhle **91**
Schnupfen ... 50, 55, 69, **91, 93,** 101
**Schnupfen, häufig auf-
  tretender** **103**
Schuppenflechte **116,** 129
Schwerhörigkeit 25
Schwindelgefühle ... 42, 50, 55, **120**
Sehfähigkeit 62, **108, 122**
Sehkraft 108, 112, 122
Sehkraft, Stärkung der 63, **92**
Sehkraft, Verbesserung der **92**
Sehvermögens, Schwäche des 105
Sekretstau in der Nase **114**
Sodbrennen **103, 118**
**Stirnhöhle und Bronchien,
  chronische Verschleimung** .. **103**
Stirnhöhlenvereiterung **94**
Stoffwechselerkrankungen 58, 82
Stoffwechselkrankheit 71
Stoffwechselstörungen 60, 68
Suizidgedanken **123**
**Taschenbildung am Zahn-
  fleisch** **120**
Thrombose(n) 15, **122, 125**
Tinnitus 95
Traurigkeit, häufige tiefe 124
Trigeminus-Neuralgie **98**
Trigeminusschmerzen **111**
trockenes Auge **88**
**Tubenmittelohrkatarrh,
  chronischer** **113**
Unruhe 25, 55
urologische Beschwerden **126**
Verdauung 20, 23, 30, 63, 68, 69
Verschleimung des Halses **105**
**Verschleimung des Nasen-
  und Rachenraums** **92**
Verschleimung(en) 69, 103
Verstopfung 25, 26
Virusinfektion 71
Waden- u. Fußgelenkskrämpfe 99
Wadenkrämpfe **103, 117**
Wechseljahre 69
Wetterfühligkeit 67
Wochenbett 69
Wunden 59, 69, 72, 108
Wurzelbehandlung 88
Wut 41, 55
Zahn, lockerer **113**
Zahnfleischbluten **88, 103, 106,
  108, 116, 117, 120**
**Zahnfleischentzündungen
  mit Abszeßbildungen** **119**
Zahnfleischprobleme **96, 111**
Zahnstein **114, 118,** 126
Zahnsteinbildung **115, 117**
Zahnweh **15**
Zahnwurzelentzündung **88**
Zentralnervensystem 50, 67
**Zwölffingerdarm-Geschwüre,
  wiederholt auftretende** **106**

Literatur

Becker, Robert O.: Der Funke des Lebens. Elektrizität und Lebensenergie. Der Einfluß elektrischer Ströme und elektromagnetischer Felder auf den menschlichen Körper – die Chancen der Energiemedizin und die Gefahren der elektromagnetischen Umweltverschmutzung, 2. Auflage, München 1991
Bischof, Marco: Erforschung der Bioelektrizität, Das „Lebensfeld", in: Esotera 8/1992, 55 ff.
Boes, Annette: Sonnenblumenöl. Anwendungen in der Volksmedizin. Erklärungsversuche. Erfolge und Mißerfolge, herausgegeben in der Schriftenreihe von Natur und Medizin e.V., Fördergemeinschaft der Karl und Veronica Carstens-Stiftung, Bonn 1996
Braun von Gladiss: Ganzheitliche Medizin in der ärztlichen Praxis, Südergellersen 1991
Hammelmann, Iris: Natürliches Entgiften mit der Öl-Zieh-Kur, Niedernhausen/Ts. 1998
Harnisch, Günter: Die Dr. Schüssler-Mineraltherapie. Selbstheilung und Lebenskraft. Wie Sie Ihr richtiges Heilmittel selbst finden und anwenden, 2. Auflage, Bietigheim 1998
Harnisch, Günter: Kombucha – geballte Heilkraft aus der Natur, 3. Auflage, Bietigheim 1997
Harnisch, Günter: Orgonenergie: Geballte Lebenskraft. Die heilende Wirkung des Orgonstrahlers, 3. Auflage, Bietigheim 1996
Hellmiß, Margot: Gesund und fit mit der Olziehkur, München 1998
Langbein, Kurt/Martin, Hans-Peter/Weiss, Hans: Bittere Pillen. Nutzen und Risiken der Arzneimittel. Ein kritischer Ratgeber, 55. Auflage, Köln 1990
Lorber, Jakob: Die Heilkraft des Sonnenlichts, 5. Auflage, Bietigheim 1990
Kautzmann, Gabriele/Miketta, Gaby: Nie wieder krank? Wissenschaftler entschlüsseln, wie wir unsere körpereigenen Abwehrkräfte stärken können, und geben Tips für ein gesundes Leben, in: Focus 40/1998, 175-186
Kraushaar. Yves: Sonnenheilmittel. Medizin der Zukunft. Ein Buch für Betreuer und Begleiter gesunder und leidender Mitmenschen, Olten 1996
Madejsky, Margret/Rippe, Olaf: Heilmittel der Sonne, München 1997
Reger, Karl Heinz/Reger-Nowy, Sybille/Nowy, Herbert: Taschenlexikon der Medizin, München 1983
Wolfram, Katharina: Die Ölzieh-Kur. Heilung durch Entgiftung, München 1997

Hinweise

> Falls Sie unter einer ernsthaften Erkrankung leiden, sollten Sie trotz Anwendung der Ölziehkur einen Arzt Ihres Vertrauens aufsuchen.

Wenn Sie uns über Ihre Erfahrungen berichten wollen, freuen wir uns. Denn wir können so Ihre Erfahrungen an andere Menschen weitergeben.

Die Anschrift unseres **Arbeitskreises: gesund leben** finden Sie am Schluß dieses Buchs.

Über den Autor

Dr. Günter Harnisch ist Leiter der Gesellschaft für Traumforschung und Traumtherapie und des Arbeitskreises: gesund leben.

Als Sachbuchautor hat er eine Reihe erfolgreicher Bücher über Traumarbeit und über Fragen gesunder, spiritueller Lebensführung veröffentlicht.

Anschriften

Natur und Medizin e.V. – Fördergemeinschaft für Erfahrungsheilkunde, Am Michaelshof 6, 53177 Bonn

Natur & Heilen, Die Monatszeitschrift für gesundes Leben, Leserservice, Nikolaistraße 5, 80802 München

Arbeitskreis: gesund leben,
z. Hd. Dr. Günter Harnisch, Einener Dorfbauerschaft 18, 48231 Warendorf